推薦序　精神復康新曙光

相信大家也不希望和朋友閑談時，發現越來越多人都在服用精神科藥物。如果家中有家人需要長期服用精神科藥物，對於其他家人所造成的精神壓力確實不少。可是，又能如何？自己每天飲食營養和精神健康息息相關，而大眾認知不足，誰正在付出代價？

早在周朝《周禮・天官》中，將醫生分為四種，即食醫、疾醫、瘍醫與獸醫等。食醫是為帝王將相配的一種御醫，食醫運用藥膳食療來防治疾病外，同時也要維護帝王將相們的健康（養生）。而在2500年前古希臘的醫學之父希波克拉提也曾提出「你的食物就是你最好的醫藥」。

防治精神疾病和促進精神健康是不同的概念，「預防四兩力，治療千斤重」，《黃帝內經・素問・四氣調神大論》指出：「夫病已成而後藥之，亂已成而後治之，譬猶渴而穿井，鬥而鑄錐，不亦晚乎！」然而，急則治標，緩則治本，疾病在不同階段，或者短期需要運用藥物，長期則可以食療和營養的調配來促進大腦的修復，促進精神的復康自癒，標本同治。

更新健康教育教材刻不容緩，食物可以醫病的概念，宜從小教育，設計出能化知識為體驗的課程，例如小學生就能分辨出食物與食品，體驗偏食對精神和視力的影響，中學生能了解體力和精神疲勞和維他命B群不足的關係，並體驗經歷自我修正的過程。

藤川德美醫師從臨床經驗中總結出多種精神科疾病的營養食療調養方案，對患有憂鬱症、恐慌症、飲食障礙、思覺失調症、失眠、ADHD、強迫症等患者帶來新的希望，而了解精神病患者飲食偏差的關聯性，我們可將這些知識化作常識，加以普及推廣。

期盼大家學習調控掌握自己每天三餐的飲食，漸漸遠離精神疾病困擾，自助助人。

國際自然療能研究學會會長／中醫師／營養學家　林傲梵

看一眼就能明白！

憂鬱症和營養，有什麼關係？

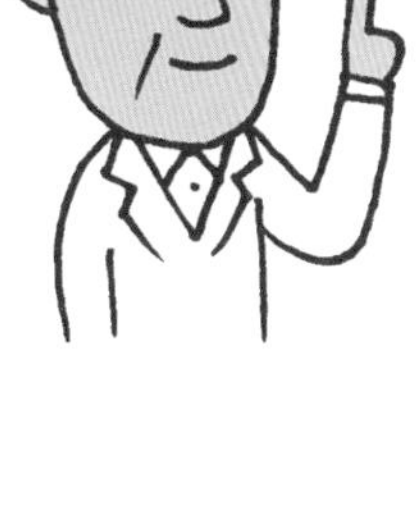

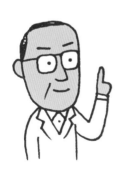

會讓人得憂鬱症

健康的大腦
充滿了
讓人感到幸福的
血清素
和讓人感到喜悅的
多巴胺
這兩種神經傳導物質。

這兩個物質的材料是

雞蛋和肉類等
以及魚當中含有的
蛋白質。

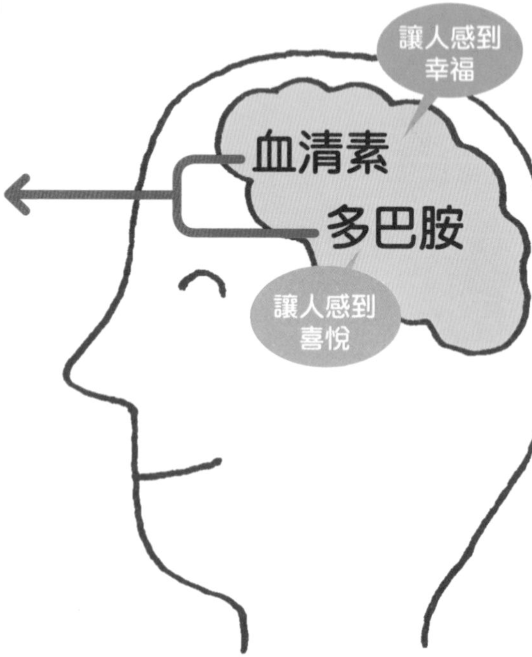

大部分的人都不知道…

其實，營養不良

在製作過程中

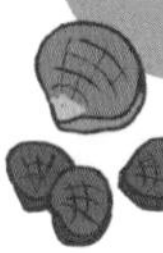

紅肉、肝臟、

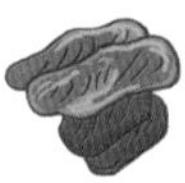

蜆和蛤蠣當中含有的**鐵質**也是必要的。

如果這些成分不夠……

幸福（血清素）和**喜悅**（多巴胺）就會無法被製造出來，

進而導致**憂鬱症**。

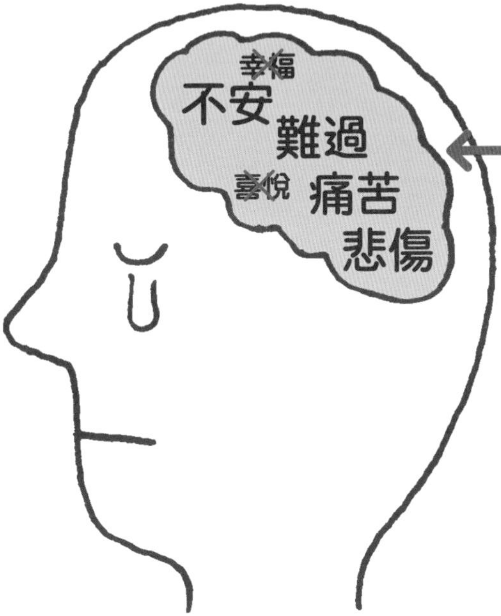

有 8 成都是女性

女性得到憂鬱症的風險比男性多了2~3倍。

情感性疾患（包含躁鬱症）總患者數

根據日本厚生勞動省進行的「平成 26 年患者調查」，情感性疾患（包含躁鬱症）的總患者數（目前有持續接受治療的人）為男性 41 萬 8000 人，女性 70 萬人，女性的人數壓倒性地多。

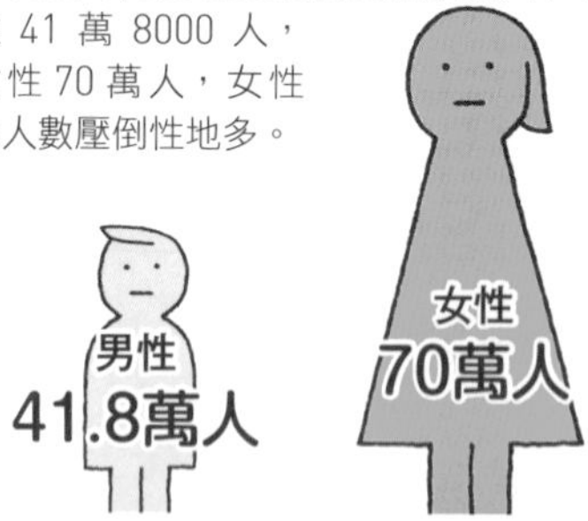

憂鬱症的終生盛行率

根據心理健康科學研究事業「針對心理健康的流行病學調查的研究」進行的流行病學調查（平成 18 年度），情感性疾患的終生盛行率為男性3.7%，女性 9.1%，女性約是男性的 2.5 倍，一年盛行率為男性 1%，女性 3%，女性是男性的 3 倍。

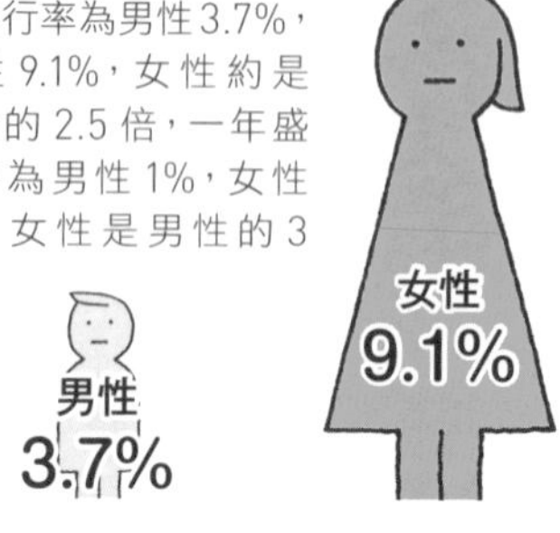

要說為什麼會這樣⋯

藤川身心科診所

本診所的患者幾乎

1是月經，2是生產

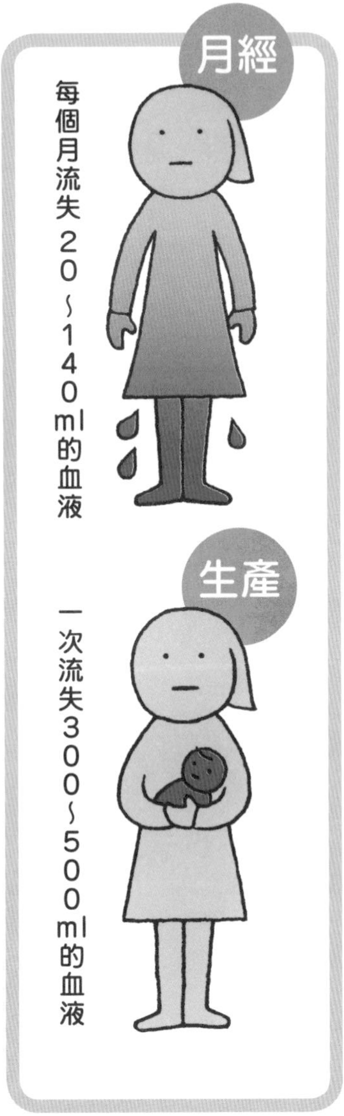
月經
每個月流失20～140ml的血液
生產
一次流失300～500ml的血液

因為血液的材料＝**鐵質**和**蛋白質**都沒有了，

所以才會引發憂鬱症。

素食主義會讓病情惡化

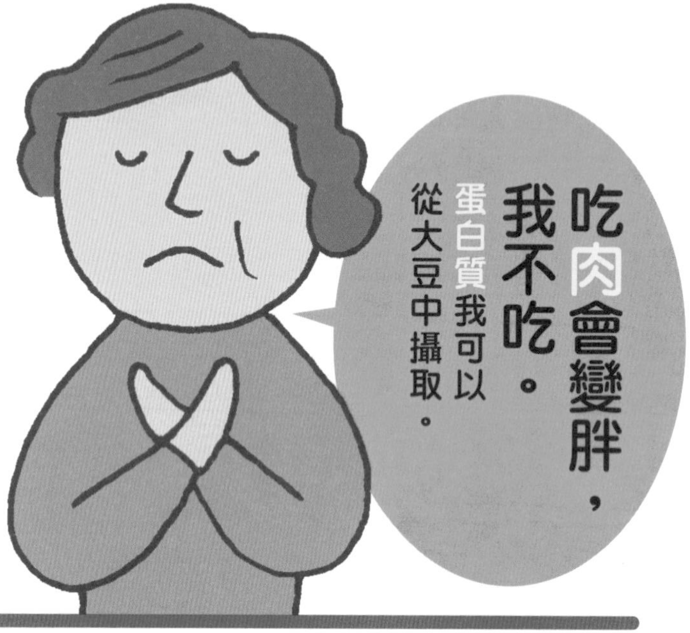

吃肉會變胖，我不吃。
蛋白質我可以從大豆中攝取。

蛋白質不足而導致憂鬱症。

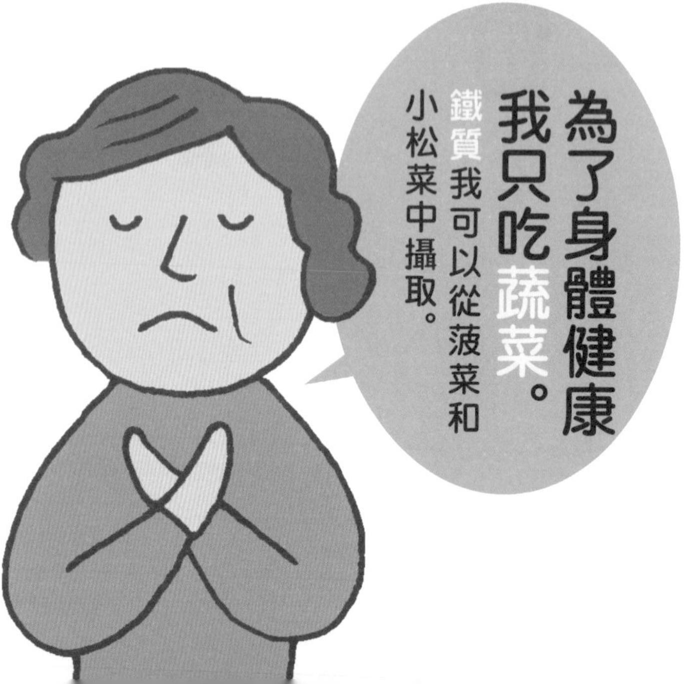

為了身體健康我只吃蔬菜。
鐵質我可以從菠菜和小松菜中攝取。

鐵質不足而導致憂鬱症。

而且…

錯誤的減肥方式和

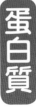

蛋白質和鐵質都是動物性的吸收效率比較好。

蛋白質有分成動物性蛋白質和植物性蛋白質

動物性蛋白質	植物性蛋白質
蛋	大豆、豆腐
蛋白價 100	蛋白價 56

蛋白價 100 ＞ 蛋白價 56

※ 蛋白價＝聯合國糧食及農業組織公布的評定蛋白質品質的指標。越理想的蛋白質數值越高。

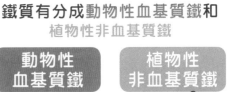

鐵質有分成動物性血基質鐵和植物性非血基質鐵

動物性血基質鐵	植物性非血基質鐵
吸收率 10~20%	吸收率 2~5%

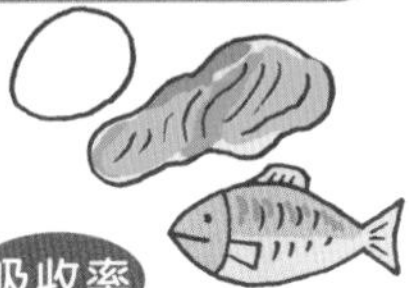

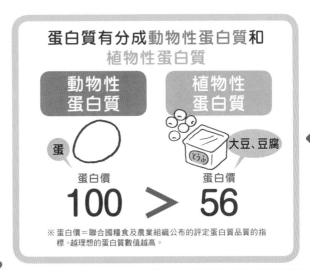

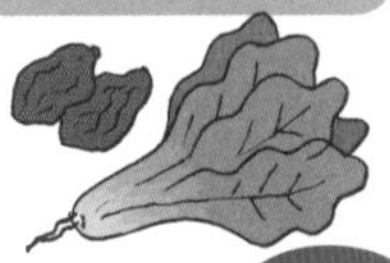

吸收率 10~20% ＞ 吸收率 2~5%

飲食充滿醣類的人也很容易得憂鬱症

例如…

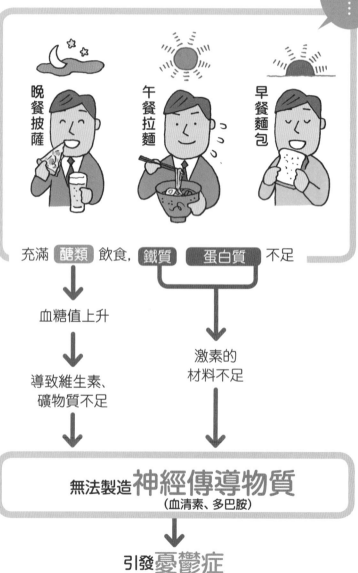

充滿 醣類 飲食，鐵質 蛋白質 不足

↓

血糖值上升

↓

導致維生素、礦物質不足

↓

激素的材料不足

↓

無法製造**神經傳導物質**（血清素、多巴胺）

↓

引發**憂鬱症**

所以…
憂鬱症
和貧血的症狀
很像。

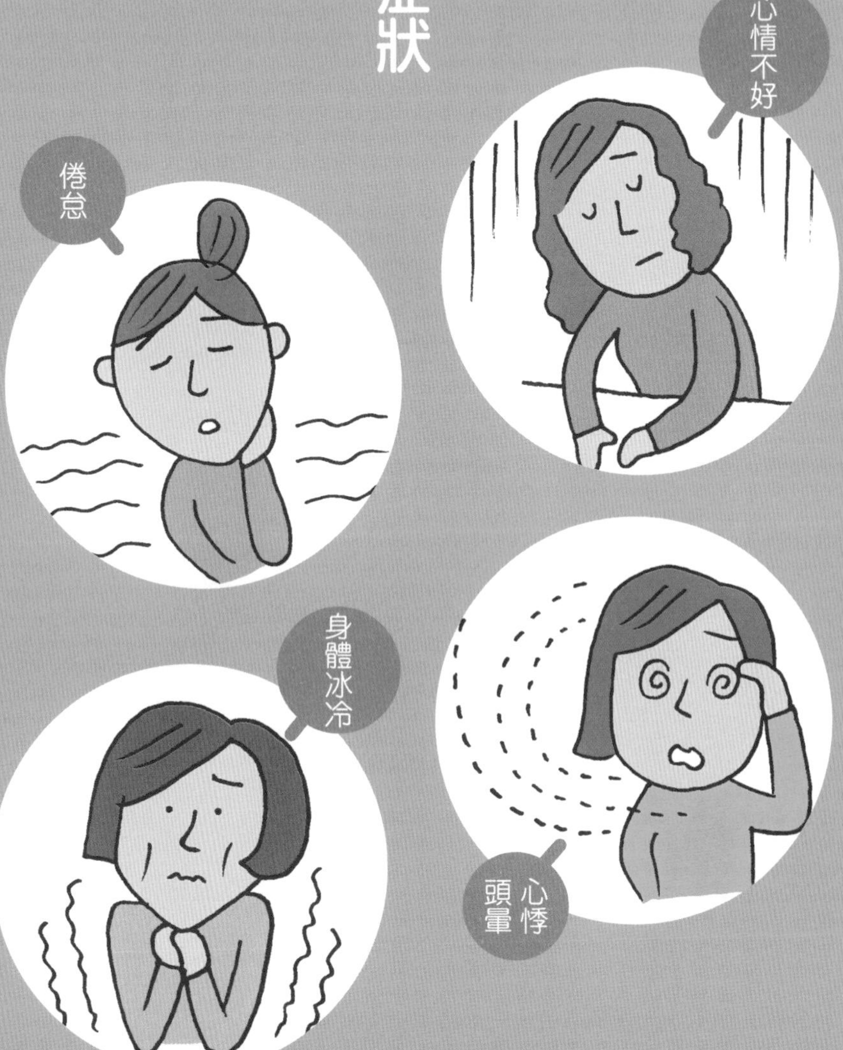

心理諮商是沒辦法治好的

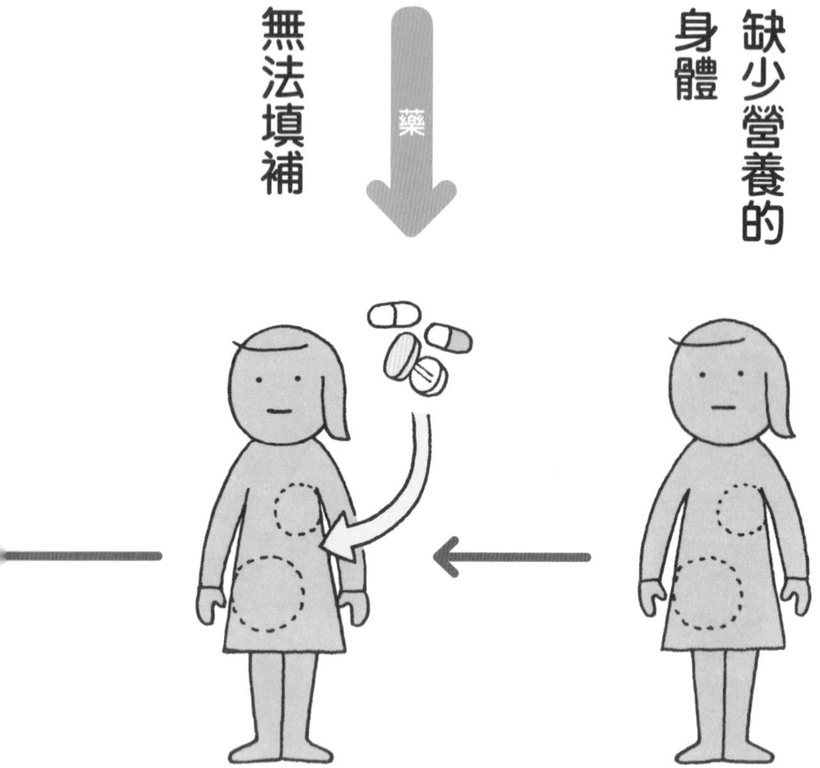

當然，營養不良只靠藥和

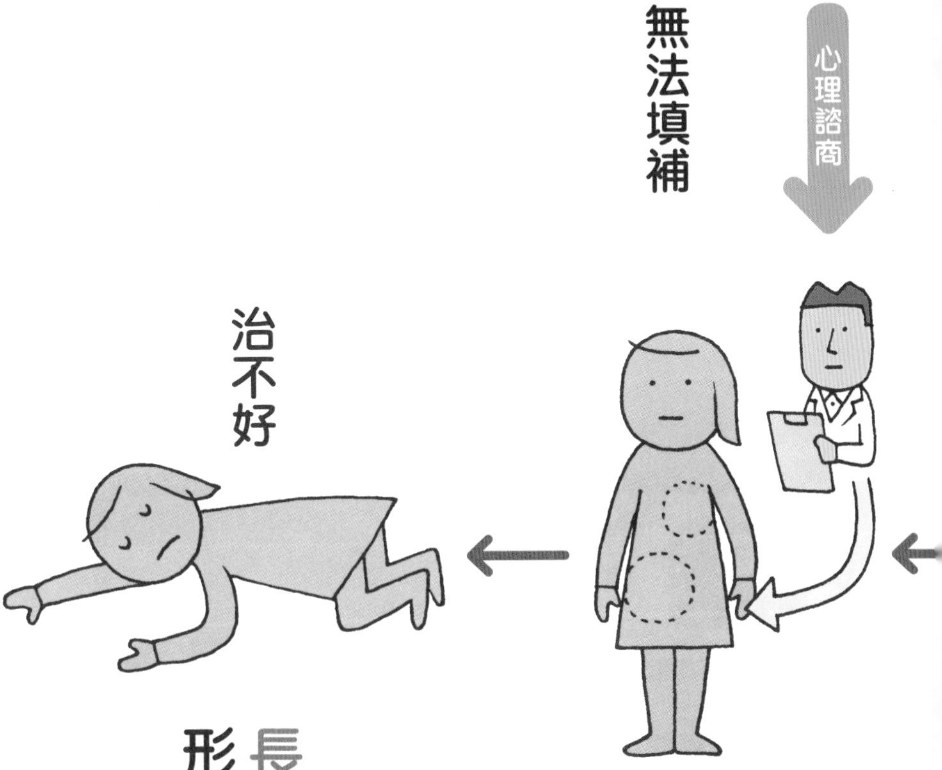

長期使用藥物，
形成依賴…

應該攝取的養分

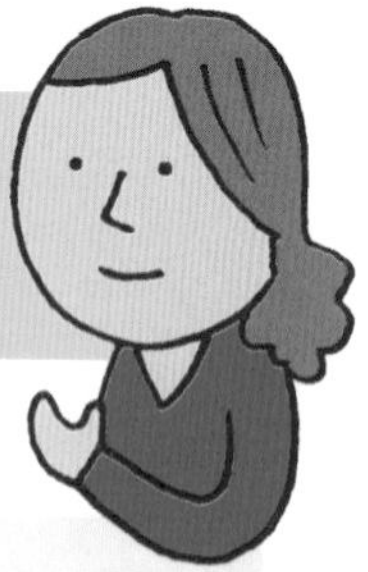

要攝取什麼養分呢？

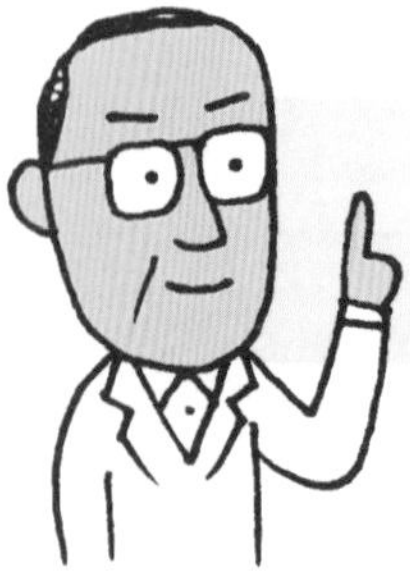

攝取 **鐵質** 和 **蛋白質** 。

鐵
Fe

- 製造血液
- 促進能量生成
- 9成女性都攝取不足

蛋白質
Protein

- 骨骼、皮膚、內臟、肌肉和血液等身體各種構造的材料
- 很快就會不夠，一天必須攝取好幾次

成為**神經傳導物質**的材料
（血清素、多巴胺）

首先，必須要攝取

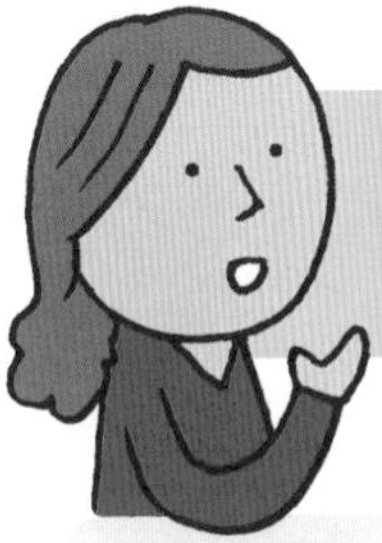

要攝取多少會比較好呢？

鐵質 ＝男性7～7.5mg
會來月經的女性10.5mg
不會來月經的女性6～6.5mg

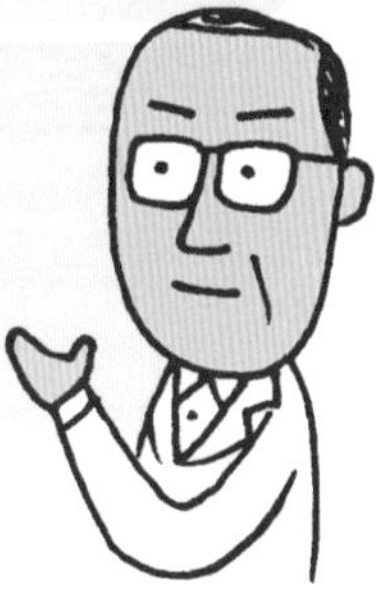

蛋白質 ＝體重(kg) ×1g
為一天的基準。

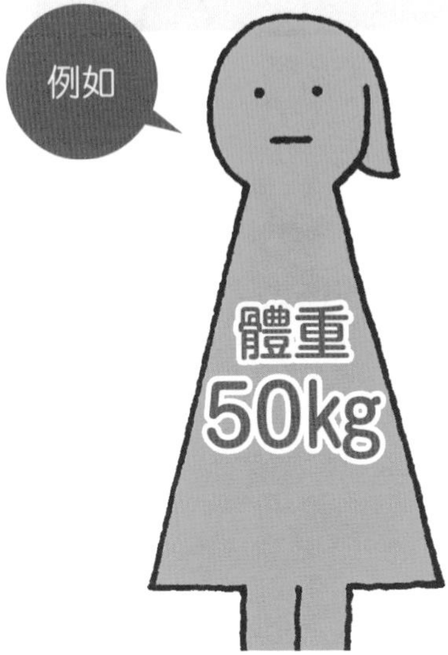

＝ 蛋白質量
1日50g

建議從食物中
攝取。

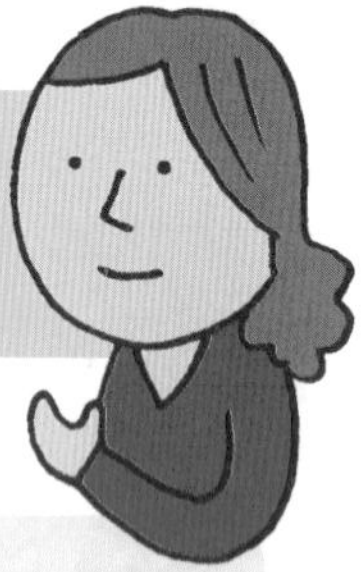

要從哪些食物中攝取呢？

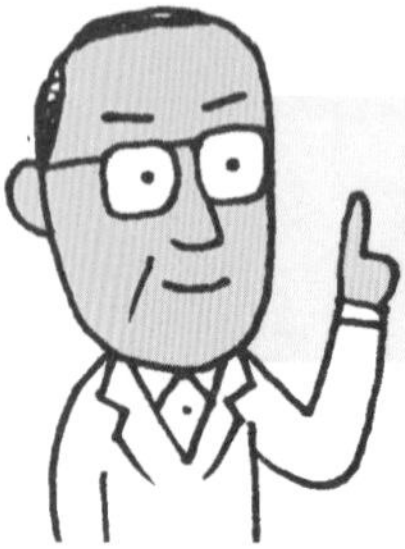

蛋和肉類的吸收效率最好。

1天

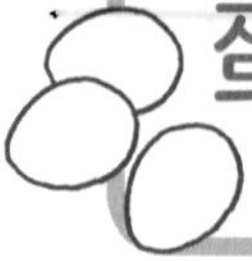

蛋3個以上＋肉類200g

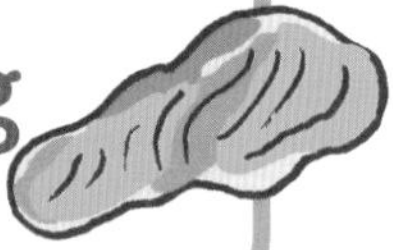

最理想。

Point 1 紅肉最好

請記住，肉的顏色越紅代表鐵質越豐富。當然，深紅色的肝臟含有最多的鐵質。魚也是一樣，鮪魚和鰹魚之類的紅肉魚都含有豐富的鐵質。

Point 3 不要依賴蔬菜

雖然蔬菜和豆類含有豐富的維生素和膳食纖維，但作為鐵質和蛋白質的補給來源，就像8～9頁提過的，鐵質的吸收效率較低，而且蛋白質的品質和平衡都不好，因此並不能說是優秀的來源。攝取動物性的鐵質和蛋白質才是正確的做法。

蛋一定要加熱！ Point 2

蛋一定要加熱至半熟或整顆變硬的程度。生蛋會讓維生素的吸收效率變差，需要注意。

油類請選擇奶油、紫蘇油和亞麻仁油 Point 4

減少醣類的同時，要攝取脂質作為能量來源。但是，植物油會在體內引起發炎所以不適合。需要加熱可用奶油或豬油，直接配沙拉吃的話推薦使用紫蘇油或亞麻仁油。橄欖油如果是產地標示清楚並新鮮的產品就沒問題。

蛋白價高的食物和鐵質含量一覽表

食品名	蛋白價	可攝取到10g蛋白質的量	鐵質含量
雞蛋	100	約1.5顆	約1.5顆中1.5mg
蜆(水煮)	100	64g	64g中9.5mg
雞肝	96	53g（生）	53g中4.8mg
豬肝	94	50g（生）	50g中6.5mg
沙丁魚	91	40g（烤過） ※約小型1尾(可食用部位)	40g中1mg
豬肉	90	49g（紅肉，肩肉）	49g中0.6mg
旗魚	89	36g（劍旗魚，烤過） ※約1/2片	36g中0.2mg
竹筴魚	89	39g（烤過） ※約1/2尾(可食用部位)	39g中0.3mg
牛肝	88	51g（生）	51g中2mg
魷魚	86	56g（北魷，生） ※1隻的1/5（可食用部位）	56g中0.1mg
雞肉	85	58g（腿肉，帶皮）	58g中0.5mg
牛肉	79	47g（和牛紅肉，腿肉）	47g中1.3mg
牛奶	74	300g　※約300mℓ	300g中0.1mg
蝦子	73	51g（白蝦，養殖，生） ※約3～5隻	51g中0.7mg
鮭魚	66	51g（銀鮭，養殖，生）	51g中0.2mg
大豆	56	68g（黃豆，水煮）	68g中1.5mg

蛋白價的資料來源為『蛋白質與胺基酸　前篇』山本義德（Amazon Services International, Inc）
蛋白質與鐵質量是以「七訂　日本食品標準成分表」為基準計算出來的。

攝取過多的醣類

如果
攝取太多醣類…
血清素、多巴胺
神經傳導物質
就會無法被製造出來

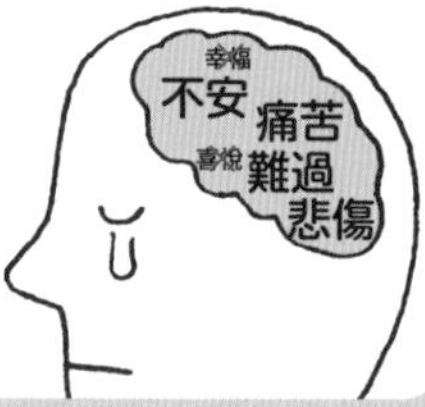

＋

能量代謝
也會變得混亂

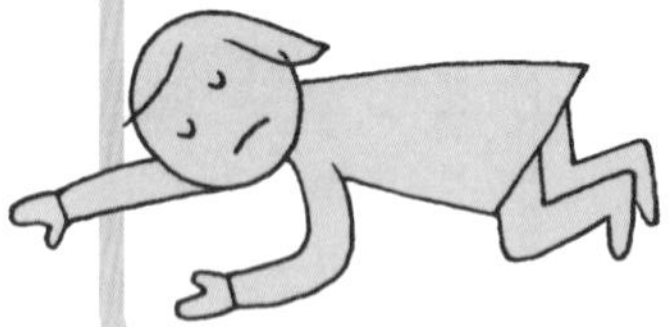

必須避開的醣類

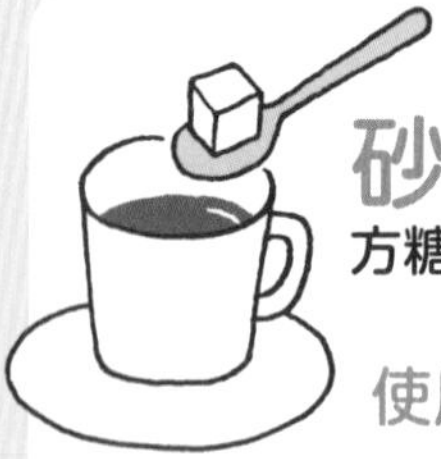

砂糖本身

方糖（1顆3g）＝醣類3g

使用砂糖做成的甜點

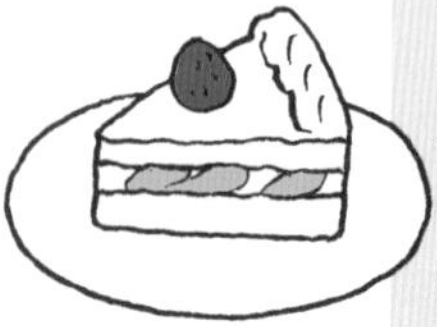

奶油蛋糕（1塊100g）＝醣類43g

蔬菜水果做的果汁

柳橙汁（200ml）＝醣類21g
運動飲料（200ml）＝醣類10.2g

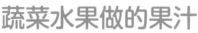

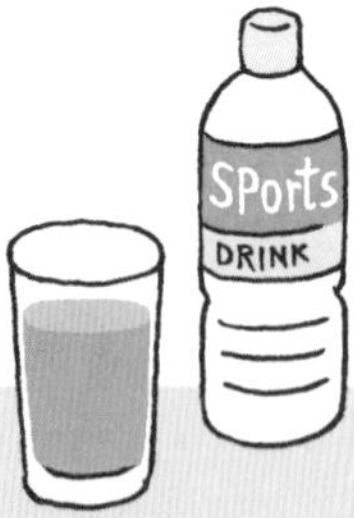

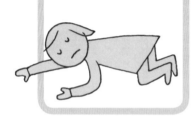

此外，也必須盡量減少

所以
要像這樣
減少醣類

一、極力避開砂糖。

二、將主食減少為一半。

必須減少的醣類

切成
薄片

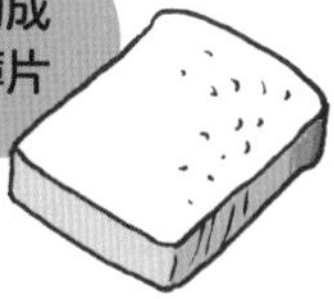

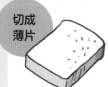

吃半碗
就好

麵包和白飯之類的主食

吐司（1片50g）＝醣類22g
白飯（1碗150g）＝醣類55g

水果

蘋果（1顆200g）＝醣類28g

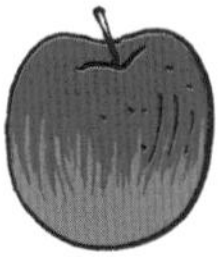

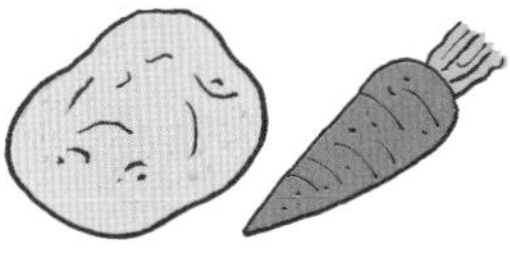

塊莖和根莖類

馬鈴薯（1顆90g）＝醣類15g
紅蘿蔔（1根90g）＝醣類6g

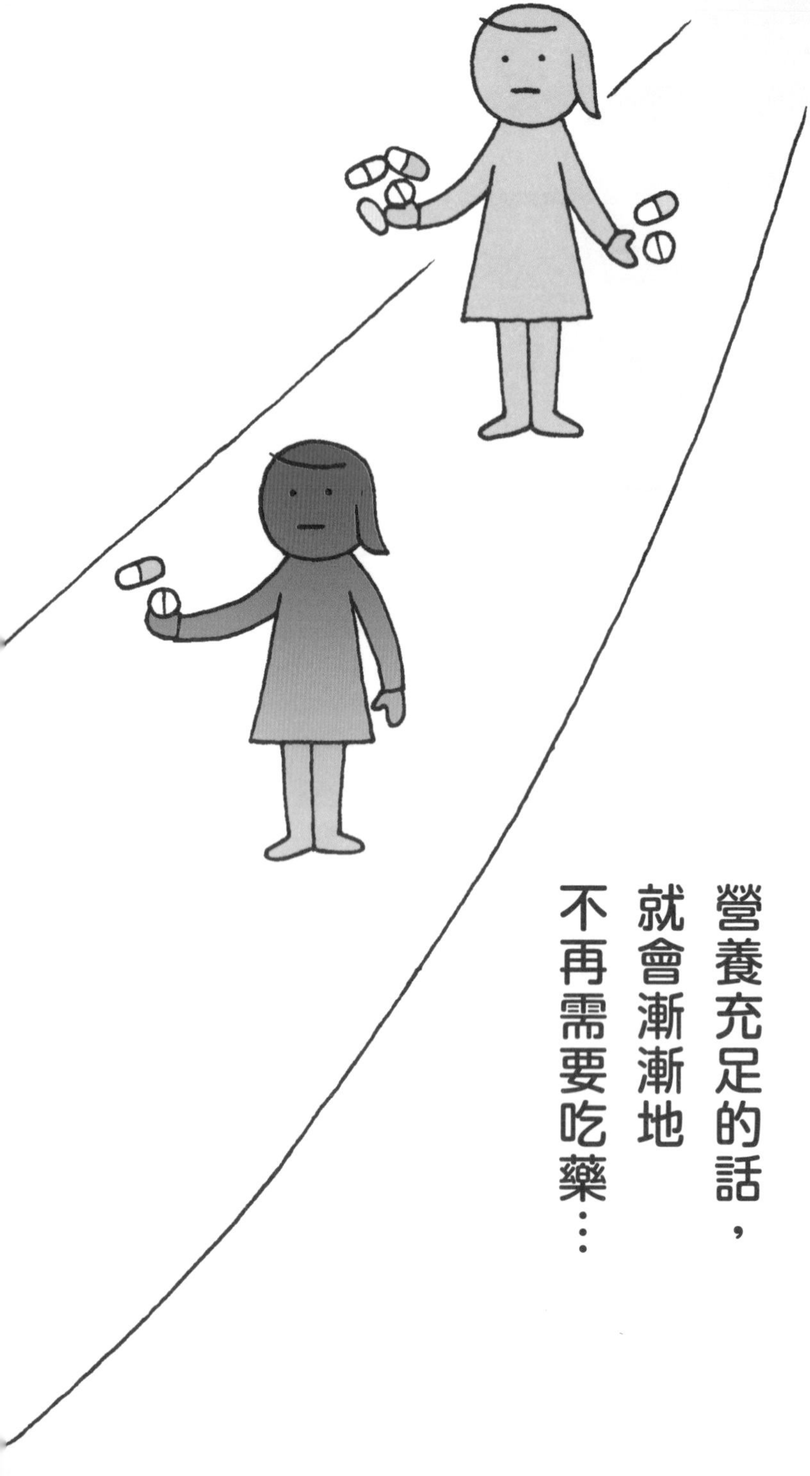

營養充足的話，
就會漸漸地
不再需要吃藥……

然後就可以
跟憂鬱症
說再見了。

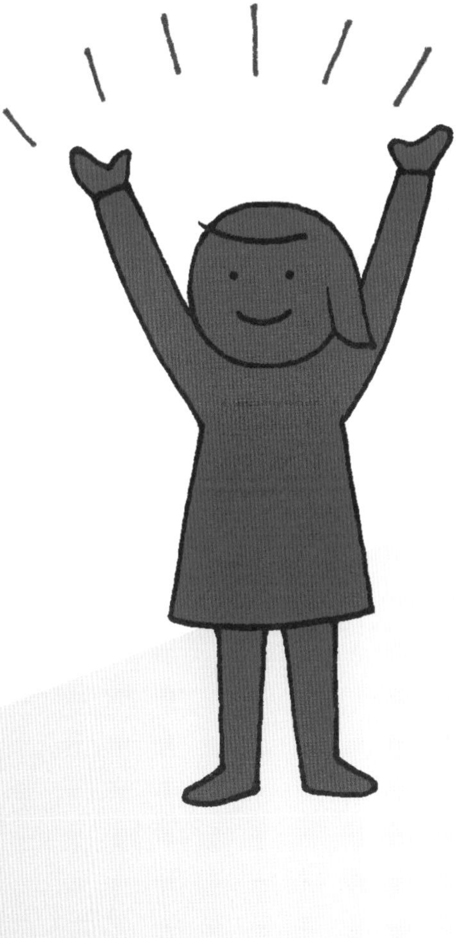

前言

我在位於廣島縣的身心科診所，每天都要治療因為憂鬱症等心理疾病而苦惱的患者。

心理疾病一般是利用抗憂鬱藥、抗焦慮藥和抗精神病藥物來進行藥物治療。不過，雖然藥物治療有抑制症狀的效果，但充其量也只是對症療法，並不能徹底治好心理疾病。

對這件事抱持著疑問的我，為了徹底治好患者，開始用跟一般身心科診所不一樣的角度來進行治療。

我所關注的是，因為心理疾病而苦惱的患者都處在「品質上營養不

良」的狀態。所謂品質上的營養不良，指的就是「醣類過多＋蛋白質不足＋脂肪酸不足＋維生素不足＋礦物質不足」的狀態。

現在，大家普遍都認為，先進國家幾乎不會有營養不良的人。但就算現在是能吃飽的時代，也不代表每個人的營養都一定很充足。事實上，因為缺少蛋白質或鐵質這類保持身心健康不可或缺的養分，而得到慢性疾病的人並不少。

尤其是我專門在治療的心理疾病，我發現只要改善品質上的營養不良，許多患者就能夠徹底痊癒。

於是我決定在進行治療時，以調查患者的營養狀態並且補充不足的養分為重點。靠著這個做法，我成功實踐了以改善早期症狀和徹底痊癒為目標的治療方式，也正在持續獲得亮眼的治療成果。

不過，雖然本書的目標是不依賴藥物就完全治好憂鬱症，但我的診所在做治療時並不是完全都不使用藥物。

為了減輕患者當下不舒服的症狀而開藥的情況並不少見。另外，如果患者正在吃其他醫院開的藥，突然停藥可能會讓症狀惡化，所以輕易停藥是有風險的。

但是，我認為思覺失調症、躁鬱症（雙極性障礙）以外的憂鬱症、恐慌症和焦慮症都應該要避免長期服用藥物，ＡＤＨＤ（注意力不足過動症）之類的小兒疾病更是不應該使用藥物。

尤其是精神科在做治療時經常會開最新的藥物給患者，但目前還不清楚長期服用這些藥物會有什麼副作用，所以無法判斷這些藥物將來會給患者的身心帶來什麼影響。

其實藥物的效果最多也只是改善症狀，本來就不應該長期依賴藥物。只要去除掉品質上的營養不良這個最根本的原因，就有可能達到過去一直被認為相當困難的徹底痊癒。

我們的目標是一邊改善營養狀態一邊慢慢地減少藥量，徹底治好疾病，到最後完全停藥。

請大家也務必注意自己和家人的營養狀態，為了身心健康著想，開始展開行動吧。本書中有具體記載為了保持身心健康該做些什麼。另外也以漫畫形式介紹了完全康復的患者們真實的故事。

希望各位讀者能將這些內容當作參考，在改善心理疾病上踏出新的一步。

不靠藥物也能治好憂鬱症

目錄

第1章

營養不良會引發憂鬱症的原因

第2章

從漫畫了解治療憂鬱症的方法

第1章

營養不良會引發憂鬱症的原因

罹患心理疾病的人越來越多

「總覺得最近心情很低落，一直都不開心……」

「我老是在意一些不重要的小事，把自己弄得很煩躁。」

「無法消除疲勞，覺得身體動不了很痛苦。」

「有時會感到強烈的不安，還會伴隨著手腳發抖和冒冷汗。」

會將這本書拿起來看的人，想必是自己有這些身心方面的問題，或者是身邊的人曾經向自己抱怨過這些症狀吧。

應該也有一些人已經看過醫生，並且被診斷為憂鬱症或恐慌症之類的心理疾病。

罹患心理疾病是很痛苦的事，事實上，在日本這類患者有逐年增加的趨勢。

根據日本厚生勞動省的患者調查，包含憂鬱症和恐慌症在內的「情感性疾患」患者數量在1996年是43．3萬人，但是到了2014年卻大幅增加到111．6萬人。

從心理疾病患者有增加的傾向這點，就可以自然聯想到快要生病的「預備軍」應該也有相當龐大的數量。

另外，根據厚生勞動省網站上的調查結果，在日本曾經歷過憂鬱症的人數比例上升到了每100人當中有3～7人。

心理疾病已經變成了很常見的疾病，希望能夠接受治療的患者人數也很多。

就算吃藥也治不好憂鬱症

有在看醫生的人應該知道，精神科最主要的治療模式就是「藥物治療」，精神科醫生先診斷症狀，然後再開給患者相對應的藥物。一般來說還會再加上心理療法和認知行為療法。

我自己在大學醫院和國立醫院工作的時候，一邊做研究一邊用這種治療方式治病。其他醫生甚至還稱讚我「很會用藥」。

但是，不論我多努力開藥，以藥物治療為主的一般療法，治不好的患者還是很多。而且，不管症狀減輕到什麼程度，患者都還是很難徹底痊癒。

其實，醫學系本來就會教導學生「慢性疾病的原因還不清楚，沒有能夠治癒的方法」。所以，**面對憂鬱症這類心理疾病，醫生能做的不是探究疾病的原因，而是只能做到以控制症狀為目的的「對症療法」**。

也就是說，現在一般精神科的治療目標都是「緩解（雖然疾病的症狀幾乎都消失了，但並不是完全治好的狀態）」，幾乎無法期待不需要再服用藥物的「徹底痊癒」。

但是，就算利用服藥來抑制症狀，只要一停藥，症狀就會理所當然地再度出現。因此，持續服藥10年甚至20年以上的患者和為了拿到很多藥而到處去看醫生的患者，其實都不罕見。

也就是說，為了找回身心真正的健康，只有緩解是不夠的，必須以不依賴藥物就能保持健康的「徹底痊癒」為目標。

長期藥物治療的風險

面對心理疾病，我並不否定使用藥物控制症狀的做法。就算以徹底痊癒為目標，對於「現在非常痛苦」的患者，我認為還是必須在進行治療的同時適當地開藥。

但是，我認為長期藥物治療會產生問題。因為**很多醫生在開藥的時候會配合製藥公司的建議，積極地選擇新藥，但是長期使用新藥會有很高的風險**。

所謂的新藥，在發售之前會先花費數年進行臨床試驗。大多數的情況是需要進行約8週的實驗和一年的長期投藥試驗。

這就代表，**在新藥發售的時間點，我們還無法知道超過一年的長期投藥下，對生物體會造成什麼影響。也就是說經過一年以上長期投藥後會導致身體產生什麼變化還是未知數。**

舉例來說，很多藥物都有阻斷代謝酵素的作用，所以有致癌性。致癌性的強度每種藥都不同。**如果是已經使用了幾十年，致癌性低到可以無視的藥物，就不需要擔心長期服用會有什麼問題。**關於這點，新藥的致癌性強度完全不明，需要觀察10年左右的長期投藥過程才能判斷這個藥是否安全。

剛才已經說過，心理疾病的治療通常都是以「緩解」為目標。也就是說，持續吃藥控制症狀就是基本的治療方針。如果在這時候拿到了新藥，每年持續服用，在5年後或10年後可能會發生無法挽回的事。

「品質上的營養不良」會引發心理疾病

要達到徹底治好心理疾病的目標，就必須根除原因。藥物治療只是對症療法，無法根除原因。

必須注意的是患者的營養狀態。

雖然這個觀念還不普遍，不過**近年來我們已經逐漸發現心理疾病最大的病因之一就是「品質上的營養不良」**。

「我每天都均衡飲食，不可能會營養不良！」

「營養不良？可是我每天都吃得很飽……」

應該有很多人心裡都這樣想吧。

但是，所謂的營養並不是「吃很多食物就會充足」。不管每天有多認真吃飯，只要沒有攝取到必要的養分都還是會營養不良。如果把食物量不夠引起的營養不良稱為「數量上的營養不良」，**需要的養分不足而引起身心不適的情況就可以稱為「品質上的營養不良」**。

舉例來說，如果調查憂鬱症等心理疾病患者的營養狀態，幾乎都一定會發現蛋白質不足。

為了製造讓內心平靜的「血清素」和讓人感到喜悅的「多巴胺」這兩種腦內神經傳導物質，蛋白質是必要的材料。所以，如果蛋白質不夠，腦內神經細胞之間的訊息傳遞就會遇到障礙，讓人無法維持穩定的心理狀態。

另外，**鐵質不足也會影響心理狀態。因為鐵質也是製造血清素和多巴胺時必要的物質**。事實上，因為來月經或生產而流失大量鐵質的女性，罹患憂鬱症或恐慌症的病例非常多。

「飲食均衡又吃很多」還是會營養不良

應該很多人聽到「品質上的營養不良」還是無法理解。不過，**就算你「每天都吃得很均衡」，還是有很高的可能性會陷入品質上的營養不良。**

舉例來說，關於蛋白質，因為歐美人食用的肉量是日本人的3倍，所以很少發生蛋白質不足的問題。相對的，被認為「營養均衡」的日式餐點當中，能夠攝取到的肉類太少了，完全達不到維持健康的蛋白質量。

不只是蛋白質，其實在現代生活當中，鐵質之類的礦物質和維生素如果不刻意攝取的話很快就會不足。

就連每天認真吃飯、飲食均衡的人都會陷入品質上的營養不良，飲食不均衡的人就更不用說了。

在各位之中，應該有人三餐是以白飯、麵包和麵類為主食吧。飯糰、甜麵包和拉麵普遍都很便宜，而且能夠快速填飽肚子。但是，如果長期持續這種充滿醣類的飲食習慣，蛋白質、維生素和礦物質全部都會不夠。如果每天吃一堆沒用的東西，然後又不吃重要的東西，品質上的營養不良很容易就會變得更嚴重。

我在做診療時感受到的是，就算平常都有吃「普通的均衡飲食」，**這當中還是有很多人醣類過多，蛋白質、脂質、維生素和礦物質都不足。**而且我看了許多病例後也發現，只要改善品質上的營養不良，很多心理疾病都能徹底痊癒。

醫生沒有利用營養治療疾病的知識

藉由改善品質上的營養不良來治療疾病這個方法，在現在的醫療界並不普遍。因為**現代醫學是以「每個人的營養都很充足」為前提在進行治療，醫學教育也沒有教導學生營養學和飲食指導的相關知識**。我自己在念醫學系時也幾乎沒有學到營養學的內容。

因此，就算大家都陷入了品質上的營養不良，也不用期待醫生會提出這一點並且給予改善的建議。**其實大多數的醫生甚至根本沒有注意到品質上營養不良的問題。**

當然，醫生還是會給予飲食方面的指導。一般而言，如果是高血壓就會建議患者減少鹽分，糖尿病的話則是會教導患者限制熱量。但事實上他們在做這些指導之前，並沒有完整地念過營養學。

我認為，如果真的要為患者著想，必須要將以理論為基礎的「分子營養學」加進醫療當中。所謂分子營養學就是從生物化學和分子生物學的角度研究人體和養分之間的關係，很多醫生都沒有關於分子營養學的知識。

我每天在診所做的就是「以分子營養學為基礎，藉由改善品質上的營養不良，達到徹底治癒心理疾病等慢性疾病的目標」。我希望大家透過這本書學到這些知識後，能夠靠自己改善品質上的營養不良。

一般的飲食當中，蛋白質都嚴重不足

蛋白質的英文是Protein。這個單字的來源是希臘文的「第一」，從這點可以看出，自古以來蛋白質就被認為是很重要的養分。

我們的肌肉、骨骼、皮膚、內臟和頭髮都是以蛋白質為材料製造出來的。而且蛋白質不只會在血液中運送養分，還會轉變成代謝酵素催化體內的化學反應，在人體內擔任許多重要的職責。

蛋白質必須透過飲食來持續補充。因為我們身上的肌肉、骨骼和皮膚當中的蛋白質隨時都在分解並且被新的蛋白質代替。肝臟的蛋白質約兩週，紅血球約120天，肌肉的蛋白質約180天就會有半數被替換成新的。所以，不只是成長期的小孩，大人也必須充分攝取蛋白質。

成人一天必須從食物中攝取的蛋白質量大約是50～70公克。如果要攝取到10公克的蛋白質，必須吃47公克的牛肉、49公克的豬肉、58公克的雞肉、150～200公克的豆腐或1.5顆蛋。如果一天要攝取到50公克的蛋白質，則必須吃7.5顆蛋、245公克的豬肉或750～1000公克的豆腐（參考17頁）。

像這樣計算一下後，或許會覺得很驚訝「一定要吃這麼多嗎」？事實上，**「一般的飲食」當中蛋白質都嚴重不足。**

「從什麼食物攝取蛋白質」也很重要

為了有效率地攝取蛋白質，必須記住「蛋白價」這個關鍵字。

蛋白質是由20種胺基酸結合構成的物質，這當中有9種是人體內無法自行合成的胺基酸，稱為「必需胺基酸（異白胺酸、白胺酸、色胺酸、蘇胺酸、離胺酸、甲硫胺酸、苯丙胺酸、組胺酸和纈胺酸）」。

9種必需胺基酸當中，只要有一種的必需量不足，就只能以那個最少的胺基酸量為基準來製造蛋白質。就算異白胺酸有100個，如果白胺酸只有1個，那就只能以1為基準製造出相對應數量的蛋白質，其他99個異白胺酸就全部都浪費掉了。

也就是說，越均衡地含有全部９種必需胺基酸必需量的食物，越可以說是理想的蛋白質來源。

最廣為人知並且含有均衡必需胺基酸的理想食物就是蛋。以蛋為基準（１００）來表示出營養價值高低的指標稱為「蛋白價」。挑選食物的時候，建議選擇蛋白價高的食物。

蛋白價高的食物除了蛋以外還有蜆（蛋白價１００）、雞肝（96）、豬肝（94）、沙丁魚（91）和豬肉（90）（參考17頁）。大家熟悉的大豆雖然被稱為高蛋白食物，但是蛋白價只有56，跟蛋和豬肉比起來，在吸收效率方面稍嫌遜色。

為了充分攝取蛋白質，一定要避免用蛋白價低的食物填飽肚子，所以我們該做的就是選擇蛋白價高、吸收效率好的食物。

女性超過半數都有鐵質不足的情形

以徹底治癒心理疾病為目標時，需要注意的一點是鐵質不足。

事實上，**女性幾乎都有鐵質不足的狀況**。

尤其是國中以上的女性，因為會來月經，所以鐵質更容易流失，更有許多病例是在生產後陷入重度鐵質不足的狀態，這些情況都必須留意。

我從在診所治病的經驗中推論出，**女性的憂鬱症和恐慌症等症狀很多都是體內鐵質不夠所引起的**。自述有心理疾病症狀的女性幾乎都處在鐵質不足的狀態，也有很多病例是在攝取足夠的鐵質後，病就徹底痊癒了。大家都知道生產後以及正在養育嬰幼兒的女性，很容易得到憂鬱症，這背後的原因就是因為生產而導致的重度鐵質不足。

憂鬱症和貧血都會有「身體倦怠」、「身體沉重」、「心情煩躁」、「整天頭痛」和「沒有精神」這些病因不明的症狀，也顯示出鐵質不足就是發病的原因。

歐美各國都習慣吃很多含有大量鐵質的肉類，所以跟日本相比是比較不會發生鐵質不足的環境。另外，看一看目前全世界就會發現，鐵質不足已經是眾所皆知的問題，為了讓國民補充鐵質，事先在食品當中添加鐵質的國家已經增加到了50國以上。美國會販賣添加鐵質的麵粉，菲律賓的米、中國的醬油和東南亞各國的魚醬當中也都添加了鐵質。

另一方面，日本卻沒有採取這類的對策。原本吃的肉量就很少了，再加上近年來土壤內鐵成分的減少，鐵質正在變得越來越難攝取，因此大家必須主動多攝取鐵質。

醣類會浪費掉維生素和礦物質

在每天的飲食當中最容易不小心攝取過多的就是醣類。

應該幾乎每個人都是將白飯、麵包和麵類當作早午晚的主食吧。早餐只吃麵包，甚至午餐用飯糰或烏龍麵等，能快速解決的餐點果腹的人應該也不少吧。

現在的日本無庸置疑就是「醣類過多的社會」。但是以醣類為主食的飲食習慣會帶來蛋白質嚴重不足的問題。而且各位知道嗎？如果攝取太多白砂糖、白米和麵粉這些精製過的醣類，為了分解這些醣類，體內重要的維生素和礦物質會被消耗掉。

這些精製過的醣類當中，最需要注意的是白砂糖。攝取白砂糖後，血糖值會快速上升。為了抑制血糖上升的速度，體內會分泌出胰島素。胰島素大量分泌後血糖值會下降造成低血壓，這時體內又會分泌能夠升高血糖值的激素。

要合成這些激素除了會使用到胺基酸當作原料，還需要維生素B群、鋅和鎂這些礦物質。也就是說，**如果攝取了大量的精製醣類，體內也會開始合成大量升高血糖值的激素，導致維生素B群和礦物質逐漸被消耗掉而變得不足。**

攝取太多精製醣類的話，不只蛋白質會不夠，維生素和礦物質也容易不足。品質上的營養不良如果持續惡化下去，會更容易引起慢性疾病，所以要記得少吃白米和使用麵粉製成的主食，至於白砂糖則是要盡量避免食用。

形成身心健康基礎的能量代謝機制

為了讓大家更理解改善品質上營養不良的重要性，接下來我想要稍微說明一下形成健康基礎，重要的體內代謝機制。

機器必須要有電力才能運作，跟這個道理相同，人類的身體如果沒有「ＡＴＰ」這個能量的話也無法活動。

所謂的ＡＴＰ是指「三磷酸腺苷（Adenosine Triphosphate）」這種物質。ＡＴＰ肩負重要的職責，能幫助人體儲存、供給和運送能量。

活動身體、動腦思考、呼吸、心臟跳動、消化吸收食物和合成各種激素時都需要用到ＡＴＰ，因此ＡＴＰ非常重要，可以說「體內有充分的ＡＴＰ就能健康地生活」。

生物體代謝能量的目的，是依照需求製造出這個ＡＴＰ。我們吃下肚的食物會經過能量代謝的過程，轉變成ＡＴＰ，然後才會開始在體內被活用。

到目前為止已經仔細說明過，現代的品質上營養不良是指「醣類過多＋蛋白質不足＋脂肪酸不足＋維生素不足＋礦物質不足」。事實上，如果繼續維持這種飲食習慣，體內將會因為能量代謝無法順利進行而發生ＡＴＰ不足的嚴重問題。

ATP不足的話不只會引發心理疾病，也會招來各種慢性疾病，所以最重要的，就是記住本書中能夠防止ATP不足的幾個重點。

脂質是效率比醣類高出3倍以上的高效率能量來源

活動身體所需的能量ATP的主要材料是葡萄糖和脂肪酸（構成脂質的成分）。也就是說，「醣類和脂質是主要的能量來源」。

那麼，醣類和脂質哪一個能夠製造出比較多的ATP呢？我們來看看兩者製造ATP的過程吧。

♥用醣類當材料

①葡萄糖分解成丙酮酸之類的有機酸。（這時1分子葡萄糖可以生成2分子ATP。）

②丙酮酸進入細胞中稱為粒線體的胞器內，消耗維生素B等養分

轉變成乙醯輔酶A。

③繼續使用鐵質等養分，最後生成38分子ATP。

♥用脂質當材料

①脂肪酸直接進入粒線體轉變成乙醯輔酶A（能夠直接執行葡萄糖的步驟②，而且不會浪費維生素B！）

②最多可生成129分子ATP。

這樣一看就能明白，跟葡萄糖相比，脂肪酸最多可以製造出3倍以上的ATP，是非常高效率的能量來源。另一方面也能看到，醣類不但能量代謝效率差，還會大量消耗掉維生素。

提高能量代謝效率必須做的事

作為能量來源，脂質比醣類的轉換效率好，因此更理想。換句話說，就是希望能讓前面說明過的能量代謝機制當中，以脂質為材料的能量轉換過程更活躍。

但是，如果吃很多麵包、白飯和零食這些含有大量醣類的食物，這些醣類就會被用來當作主要的能量來源，脂質反而不會被用到。相反地，**減少醣類的話，脂質就會漸漸被拿來當作能量來源。脂質可以讓效率高的能量轉換過程變活躍，不但會讓身體越來越健康，還會讓人不容易發胖。**

為了讓以脂質為材料的能量轉換過程變活躍，鐵質、維生素B群和鎂都不能缺少。尤其是產生能量的最後階段一定要有鐵質幫忙。也就是說，維生素不足或礦物質不足的狀態，都無法有效率地生成ATP。另外，蛋白質也會變成脂質的消化酵素，如果蛋白質不夠，脂質消化酵素的功能就會變差，導致身體無法吸收脂質。

理解這些機制後我們可以知道，從「低醣類」、「高蛋白質」兼「高脂質」的飲食當中攝取充分的維生素和礦物質，就是讓身體能夠大量製造ATP的條件。如果醣類太多但維生素類不足，效率高的能量轉換過程就無法運作，以醣類為能量來源的低效率轉換過程將會變得活躍，導致ATP不足。這樣一來，身體就只能想辦法靠著低效率轉換過程撐下去。也有病例是因此身體變得想要更多甜食等醣類，導致脂肪酸無法被好好利用，最後陷入了惡性循環當中。

「限制熱量」會讓人生病的原因

5大營養素分別是「蛋白質」、「脂質」、「醣類」、「維生素」和「礦物質」。這當中蛋白質是構成身體的主成分，還有一部分會成為能量來源。脂質既是身體的成分，也是能量來源。蛋白質和脂質都是身體不可或缺的成分，所以還有稱為「必需胺基酸」和「必需脂肪酸」的物質。

另一方面，醣類只能被當作能量來源被使用，而脂質和蛋白質也能產生能量，所以沒有被稱為「必需醣類」的物質。

體內的蛋白質和脂質隨時都在進行「製造出來再毀壞」的代謝。舉例來說，黏膜表面約2～3天，皮膚約2週就會全部替換成新的細胞。因此，我們必須經常攝取充分的蛋白質和脂質，尤其是蛋白質，因為蛋白質無法儲存在體內，所以必須頻繁地補充。蛋白質不足的話，會引起代謝障礙，導致身體各方面的狀況惡化。

維生素和礦物質主要是被用來當作代謝的輔酶和輔因子。不足的話會引起代謝障礙，所以一樣會讓身體狀況變差。

像這樣整理一下，應該就能明白，充分攝取蛋白質、脂質、維生素和礦物質是很重要的。一般而言，如果患者罹患代謝症候群或糖尿病，醫生都會叫患者要限制熱量。這裡的限制熱量指的是在減少食物總量，將醣類、蛋白質和脂質的比例保持在**6：2：2**。

但是，**如果只是因為在意熱量就限制自己的飲食，重要的蛋白質和脂質就會不夠。很有可能會讓身體開始哀嚎「我想要更多蛋白質和脂質！」並且引來疾病。**

會得到心理疾病的人和不會得到心理疾病的人

對生物而言，能量代謝就是生命活動的根基。許多慢性疾病可以說都是因為能量代謝出了問題而發生的。我認為解決品質上的營養不良問題，是提高能量代謝效率，以徹底治好慢性疾病為目標的治療方式。

因為很多醫生都不會使用這種治療方式，所以應該很多人會覺得不可思議，「如果能量代謝真的那麼重要，為什麼醫生都沒跟我說明呢？」

事實上，在生物學領域可說是大原則的能量代謝，在臨床醫學的教科書裡完全沒有提到。醫生讀的東西是以「疾病的診斷與治療」為中心，不會有用來教導患者「怎麼做才能維持健康」的知識。這也就是為什麼你現在維生素不足，醫生也不會叫你多吃維生素的原因。

另外，我也經常被問到「雖然很多人都是品質上營養不良的狀態，但這當中也有很多人並沒有得到心理疾病，這是為什麼呢？」

這是因為，**就算大家都同樣陷入了品質上營養不良的狀態，受到影響的部位還是會根據遺傳因素而有所不同**。請各位這樣想：如果品質上的營養不良導致能量代謝無法順利進行的話，體質上特別脆弱的部位就會出現慢性疾病。有些人會得到心理疾病，也有些人會得到類風濕性關節炎、多發性硬化症、異位性皮膚炎或糖尿病。另外，「家族中有多人罹癌」的人，很有可能也是一旦陷入品質上的營養不良，就容易得到癌症的體質。

別依賴藥物，利用營養來治好心理疾病吧

就像我不斷重複說明的，品質上的營養不良會引發心理疾病的可能性非常高。

為了以徹底治癒心理疾病為目標，我的診所是以營養療法為基礎。**不是將營養療法當作輔助，而是將營養療法視為治療的基礎和去除疾病原因的方法。**

在治療的時候，為了減輕當下患者痛苦的症狀，我也會採取藥物治療。另外，對於在其他醫院已經拿藥的患者，我也不會讓他突然停藥。我的目標是依照需求持續進行藥物治療，同時一邊觀察症狀的變化，一邊減少藥量。

事實上，**利用營養療法改善品質上的營養不良後，許多患者不但症狀變得穩定，也成功達到了慢慢減少藥量的目標。**

我在診所做的營養指導是以分子營養學為基礎，利用營養補充品補充蛋白質、維生素和礦物質等等。只利用飲食改善營養狀態還是有難度，尤其是女性和食量小的人更難執行，而且要管理每天三餐的菜單也會因為過於麻煩導致難以持續的問題。另外，只要有技巧地使用營養補充品，就有可能快速地改善營養狀態。

一邊重視人生中「吃東西的樂趣」，同時也要盡可能調整醣類過多的飲食習慣，並且利用適當的營養補充品補足缺少的養分，是我進行治療的基本原則。

接下來我將會說明具體的飲食重點，以及營養補充品的活用方法。

比起植物性蛋白質，更應該攝取動物性蛋白質

蛋白質大致可分為「動物性蛋白質」和「植物性蛋白質」。**目前普遍認為均衡攝取動物性和植物性蛋白質對身體最好，但我認為大量攝取動物性蛋白質才是對的。**雖然大豆內富含的植物性蛋白質並非不好，但是考慮到蛋白質的質與量，植物性蛋白質的吸收效率其實不高。

用蛋白價（參考49頁）來看的話，蛋是100，沙丁魚是91，豬肉是90，旗魚是83，牛肉是79，牛奶是74，可以看出動物性蛋白質的吸收效率非常高。

另一方面，大豆的蛋白價只有56。為了攝取到10公克蛋白質，以豆腐量來計算的話，需要150～200公克。一塊豆腐大約是

300～400公克，如果想要在一天內只靠豆腐攝取到50～70公克的蛋白質，就必須每天吃2到3塊豆腐。因為每餐能吃的量有限，只靠大豆就把需要的蛋白質全部補足，應該還是有難度的。

另外，以日本厚生勞動省公布的蛋白質攝取標準量是「體重50公斤的女性一天需要50公克的蛋白質以維持健康」（台灣衛生福利部之建議攝取量，為一般成人每公斤體重1公克蛋白質），但我想請各位把這個數字想成最低限度的量。

已經因為品質上的營養不良而罹患心理疾病等慢性疾病的人、有在做肌力訓練的人和想要抗老化的人，一天需要的蛋白質是100公克以上。

紅肉能夠補充蛋白質和鐵質

我們現在已經知道，為了有效率攝取到蛋白質，需要選擇蛋白價高的食物，而蛋白價高的食物有蛋、肉類和海鮮類。

如果要說肉類和魚類哪個比較好，我還是建議盡量選擇肉類。主要的原因是魚類能吃的部分很少，很難攝取到充分的量。

肉類每單位體積內的蛋白質密度比魚類還要高，所以吃肉能夠更有效率地攝取到蛋白質。

當然，魚類也含有對身體很好的脂質，是需要積極食用的食物沒錯，但是考慮到一天最少要攝取50～70公克的蛋白質，要治療慢性疾病則是必須一天攝取到１００公克的蛋白質，應該就能明白單純只吃魚類的效率並不高。例如午餐吃了烤秋刀魚，晚上就吃炒豬肉，重要的是必須下功夫在飲食中加入充分的肉類。

另外，從充分攝取鐵質這個重要養分的觀點來看，肉類也比魚類更優秀，尤其是紅肉，因為含有豐富的鐵質，所以特別推薦。

紅肉當中又以牛肉最優秀，不只含有高品質的蛋白質和脂質，維生素Ｂ也很豐富，還含有大量的鐵質和鋅等礦物質。豬肉也是必須積極食用的食物，豬肉除了含有蛋白質和鐵質以外，更含有大量促進能量代謝的維生素B_1、促進皮膚和黏膜生成的維生素B_2，以及幫助肌肉和血液生成的維生素B_6。

要多吃完整的營養食品「蛋」

我希望大家可以的話，每天都要吃的食物是蛋。

蛋的蛋白價是100，不只攝取蛋白質的效率非常高，也含有豐富的維生素和礦物質等養分。**維生素C和膳食纖維以外的養分，都可以從蛋攝取到，所以蛋幾乎可以說是「完整的營養食品」**。而且蛋比肉類還要便宜，每天都能出現在餐桌上也是一個很大的優點。

說到與心理疾病的關聯，蛋含有豐富的卵磷脂這種脂質，也是能獲得好評的重點。身為卵磷脂組成要素的膽鹼，也是腦內神經傳導物質乙醯膽鹼的材料，缺少乙醯膽鹼會引發失智症，就是很有名的例子。而乙醯膽鹼減少，也被認為是憂鬱症的其中一個病因，就算沒有引發憂鬱症，也會導致腦袋空白、沒有力氣、記憶力及思考能力減退等症狀。

為了保持心理健康，還是要積極地吃蛋比較好。

不過，在前幾年大家還是很理所當然地認為「一天只能吃一顆蛋」。這是因為大家都誤會了蛋裡面膽固醇的作用，現在已經越來越多人開始明白蛋裡膽固醇的重要性了。一天吃很多顆蛋也不會有任何問題，不如說一天吃很多顆蛋對身體比較好的觀念，正在逐漸變成常識。可以的話一天請吃２顆以上吧。不喜歡吃肉的人，請將一天要吃的蛋數量設定在５顆，確保自己能夠攝取到足夠的蛋白質。

如果沒辦法吃很多，就要活用蛋白質補充品

應該有不少人就算清楚理解了蛋白質的重要性，也沒辦法增加太多攝取量。尤其是女性當中有很多人會覺得「要吃一堆肉很痛苦」、「我吃不下那麼多肉」。

事實上，**因為品質上的營養不良，而導致蛋白質不足狀態越嚴重的人，越沒辦法吃下大量的肉。**這是因為胃腸這些消化器官和消化酵素，都是由蛋白質製造的，蛋白質不足的話，胃腸就無法健康地運作，消化能力也會下降。

如果是因為蛋白質不足而無法吃肉，之後將會引起更嚴重的蛋白質不足。

為了脫離像這樣的惡性循環，建議大家活用乳清蛋白。只要將乳清蛋白粉泡水飲用，就能有效率地攝取到高品質的蛋白質。**藉由喝蛋白質調整胃腸機能，並且讓消化能力恢復之後，就可以大口地吃肉了。**

我的診所現在會推薦所有初診的患者，一天攝取兩次20公克的蛋白質補充品（60 cc），合計40公克。相當於6顆蛋的蛋白質量。蛋白質補充品只要幾個小時就會被消化吸收，所以重點在於要分兩次以上來喝。

因為長年的蛋白質不足，導致消化能力衰退的人，起初會連蛋白質補充品都很難消化，所以可能會拉肚子。有這種情況的話，請先從一天攝取兩次5公克的蛋白質（15 cc）開始，然後再慢慢增加。

菠菜改善鐵質不足的效果不大

為了解決鐵質不足的問題，積極吃肉是很重要的。

每次我這樣說明，就會有很多人問我「蔬菜裡也含有礦物質吧？」、「我平常會吃鹿尾菜和梅乾，這樣應該有攝取到鐵質。不用勉強吃肉也沒關係吧？」但是很遺憾的，不管再怎麼努力吃這些食物，也無法避免鐵質不足。

事實上，我看過的患者當中，曾經有人很驚訝地對我說「菠菜含有很多鐵質，所以我都會盡量多吃菠菜，沒想到這樣竟然還會缺鐵！」

追根究柢，植物含有的鐵質量跟肉類相比還是差了一截，如果只靠菠菜就想要攝取到必要的鐵質量，每天必須吃到約四個水桶份量的菠菜才能達到。

另外，就算吃很多菠菜和小松菜還是會缺鐵的原因還有一個，那就是食物內鐵質吸收率的不同。**肉類和魚類含有的鐵質主要是「血紅素鐵」，而菠菜等蔬菜含有的是「非血紅素鐵」。非血紅素鐵的吸收率只有血紅素鐵的10分之1，非常難吸收（參考第8頁）。**

血紅素鐵含在肉類和魚類等動物性食物內，當中又以肝、牛肉、鰹魚和鮪魚等紅肉魚內的含量最多。

含有非血紅素鐵的食物除了菠菜和小松菜等的蔬菜以外，還有穀類、梅乾之類的水果和鹿尾菜等。

如果要以解決鐵質不足為目標，就請選擇紅肉和紅肉魚，這種含有很多鐵質的動物性食物吧。

「價格便宜、能持續食用、效果明顯」的鐵質補充品

女性會因為月經和懷孕生產而流失大量的鐵質，所以必須比男性攝取更多鐵質。但是，應該很少會有女性每天吃的肉類和魚類比男性還多，因此女性幾乎都有嚴重鐵質不足的情況。

有食慾又能吃下大量肉類和魚類的人，只要刻意選擇含有大量鐵質的食物就行了，但是對於一般食量就能吃很飽的人，和不喜歡吃肉的人來說，想要充分攝取到身體需要的鐵質會很困難。這時我希望大家活用的就是鐵質的補充品。

在日本最普遍的鐵質補充品是血紅素鐵的產品，不過效果最好的其

實是「螯合鐵」的補充品。

所謂的「螯合」是指離子和分子形成配位鍵結的狀態，經過螯合加工後，礦物質的吸收率會瞬間升高好幾倍。另外，「服用醫院給的鐵劑會感到反胃想吐」的人，也可以長時間持續服用螯合鐵，不會有反胃想吐的情況。

在我的診所使用的螯合鐵以「甘胺酸亞鐵」這種補充品為主。或許有人會想問「營養補充品不是很貴嗎？」但其實跟血紅素鐵的補充品比起來，甘胺酸亞鐵非常便宜，一個月只需要花費日幣1000元左右（約臺幣280元）。

目前在我的診所已經將甘胺酸亞鐵使用在超過3000個病例上，沒有一個病例有發生鐵質過剩的問題，只要適當使用，就是極度安全的補充品。

面對維生素不足，必須有技巧地使用營養補充品

為了改善品質上的營養不良，並且製造大量的ATP，還必須解決維生素不足的問題。但是，想要從食物攝取到充分的維生素還是有一定的難度。因此，我的診所會建議患者攝取「ATP增量劑4件套組」。

所謂的ATP增量劑4件套組指的是「螯合鐵（甘胺酸亞鐵）」、「維生素B群（均衡混合了維生素B群的營養補充劑）」、「維生素C」和「維生素E」這4種營養補充品。

鐵質不足的話，電子傳遞鏈的功能會下降，導致檸檬酸循環功能跟著下降，讓ATP生成發生困難。若維生素B，尤其是維生素B_1不夠的話，丙酮酸會無法轉換成乙醯輔酶A，所以檸檬酸循環的功能也會跟

著下降。脂肪酸進入粒線體時需要「肉鹼」，而維生素C是合成肉鹼時不可或缺的輔酶。

然後，為了增強氧氣、維生素和礦物質進入粒線體的效率，可以利用維生素E來提高維生素B和維生素C的效果。

在補充營養的期間，建議早晚各吃1顆「維生素B-50」（一天2次），早午晚各吃1顆「維生素C1000」（一天3次），每天早上吃1～2顆「維生素E400（含有400IU以上的d-α-生育醇的產品）」（一天1次），每天晚上吃2～3顆「螯合鐵（甘胺酸亞鐵）36mg」（一天1次）（參考182頁）。鐵質跟維生素E同時攝取的話吸收率會下降，所以重點在於必須錯開時間服用。另外，沒有缺鐵問題的男性不攝取螯合鐵也沒關係。

測量營養狀態的血液檢查指標❶　蛋白質

想要確認自己有沒有品質上的營養不良，或者在改善飲食習慣後想確認自己是否脫離營養不良的狀態時，就要做血液檢查。

如果想知道自己有沒有充分攝取到蛋白質，就看看健康檢查報告中「BUN（尿素氮）」的數值吧。

所謂的BUN是指血液中的尿素內含有的氮成分。這個數值很高的話就要懷疑有腎功能障礙，數值比標準值低的時候則有可能是蛋白質攝取不足（嚴重的肝功能障礙也會讓數值降低）。

BUN一般的標準值是8～20mg／dl，但如果目標是充分攝取蛋白質時，請將目標數值定在15～20mg／dl。

男性的話，只要轉變成高蛋白質／低醣類的飲食習慣，並且每天攝取「體重（kg）×0.5」公克的蛋白質補充品，BUN的數值很容易就能升到20以上。若是能吃得下大量肉類、蛋和魚類的人，就算不攝取蛋白質補充品應該也能達到這個數字。

另一方面，女性會因為月經和懷孕生產而流失蛋白質，而且許多女性原本食量就很小，所以只靠飲食很難讓BUN超過15。只要每天攝取「體重（kg）×1」公克的蛋白質補充品，BUN就有可能升到20以上。

攝取蛋白質補充品後，不只胃腸的狀況會變好，我還聽到「皮膚變好了」、「指甲和頭髮都變得堅韌又漂亮」之類的回應。因為會大幅影響到全身的健康狀態，所以BUN沒有達到目標數值的人，請務必要積極活用蛋白質補充品。

測量營養狀態的血液檢查指標❷ 鐵質

測量鐵質是否充足的指標是「鐵蛋白」。

健康檢查時要判斷有沒有貧血，通常會看血液中的血紅素濃度。但是很多人就算血紅素濃度有達到標準值，體內仍然是缺鐵的狀態，所以需要特別注意。

血紅素是在體內活動的鐵質。另一方面，鐵蛋白是能夠將鐵質儲存在內部的蛋白質，分布於全身，在肝細胞等部位的濃度最高。當血液中鐵質不夠時，儲存在鐵蛋白內的鐵質就會被釋放出來，調整血液中的鐵質量。

就算血液中的血紅素濃度正常，只要鐵蛋白濃度不夠，就代表體內儲存的鐵質太少。用家庭的生活費來比喻的話，血紅素就是平常放在錢包裡使用的錢，鐵蛋白則是存款。沒有存款的家庭生活稱不上健全，同樣地，身體缺少鐵蛋白的話也會出現缺鐵的症狀。

鐵蛋白一般的標準值是男性20～220ng／ml，女性10～85 ng／ml。但如果目標是要讓身體充分攝取到需要的鐵質，請將鐵蛋白的目標數值定在100ng／ml。

雖然一般的健康檢查沒有檢測鐵蛋白這個項目，但近年來注意到鐵蛋白檢測的重要性，並且開放讓民眾檢測的醫院正在不斷增加。

第2章

從漫畫了解治療憂鬱症的方法

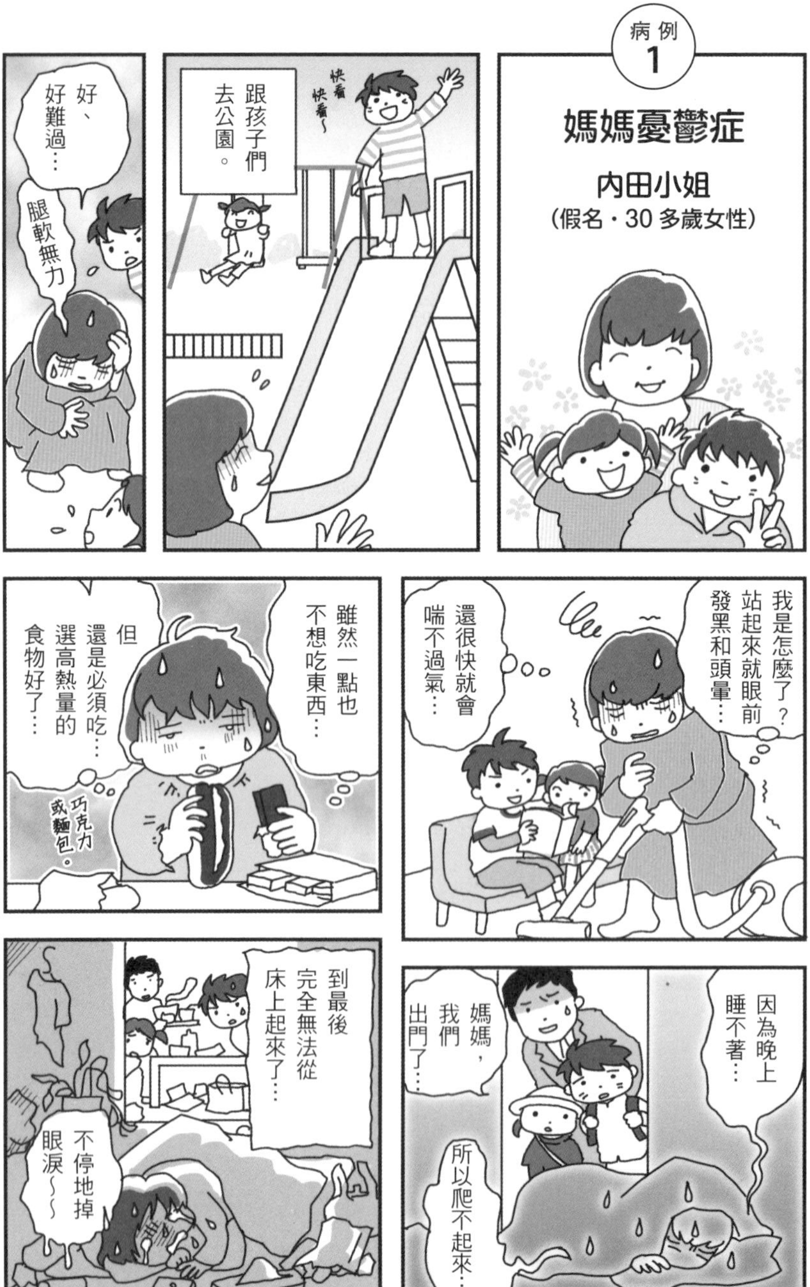
病例 1
媽媽憂鬱症
內田小姐
(假名・30 多歲女性)
快看快看～
跟孩子們去公園。
好、好難過……
腿軟無力
我是怎麼了？站起來就眼前發黑和頭暈……
還很快就會喘不過氣…
雖然一點也不想吃東西…
但還是必須吃…選高熱量的食物好了…
巧克力或麵包。
因為晚上睡不著…
媽媽，我們出門了……
所以爬不起來…
到最後完全無法從床上起來了……
不停地掉眼淚～～

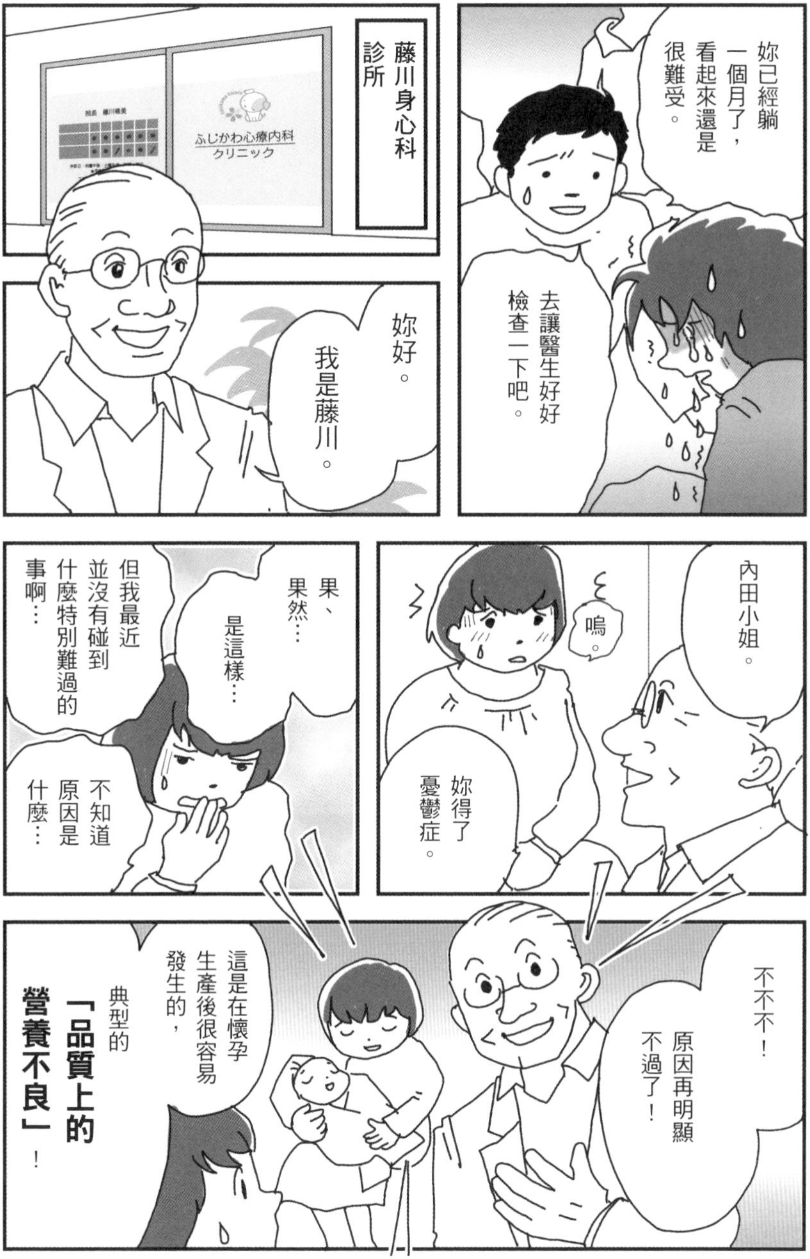
妳已經躺一個月了，看起來還是很難受。
去讓醫生好好檢查一下吧。
藤川身心科診所
ふじかわ心療内科
クリニック
妳好。
我是藤川。
內田小姐。
嗚。
妳得了憂鬱症。
果、果然…
是這樣…
但我最近並沒有碰到什麼特別難過的事啊…
不知道原因是什麼…
不不不！
原因再明顯不過了！
這是在懷孕生產後很容易發生的，
典型的
「品質上的營養不良」！

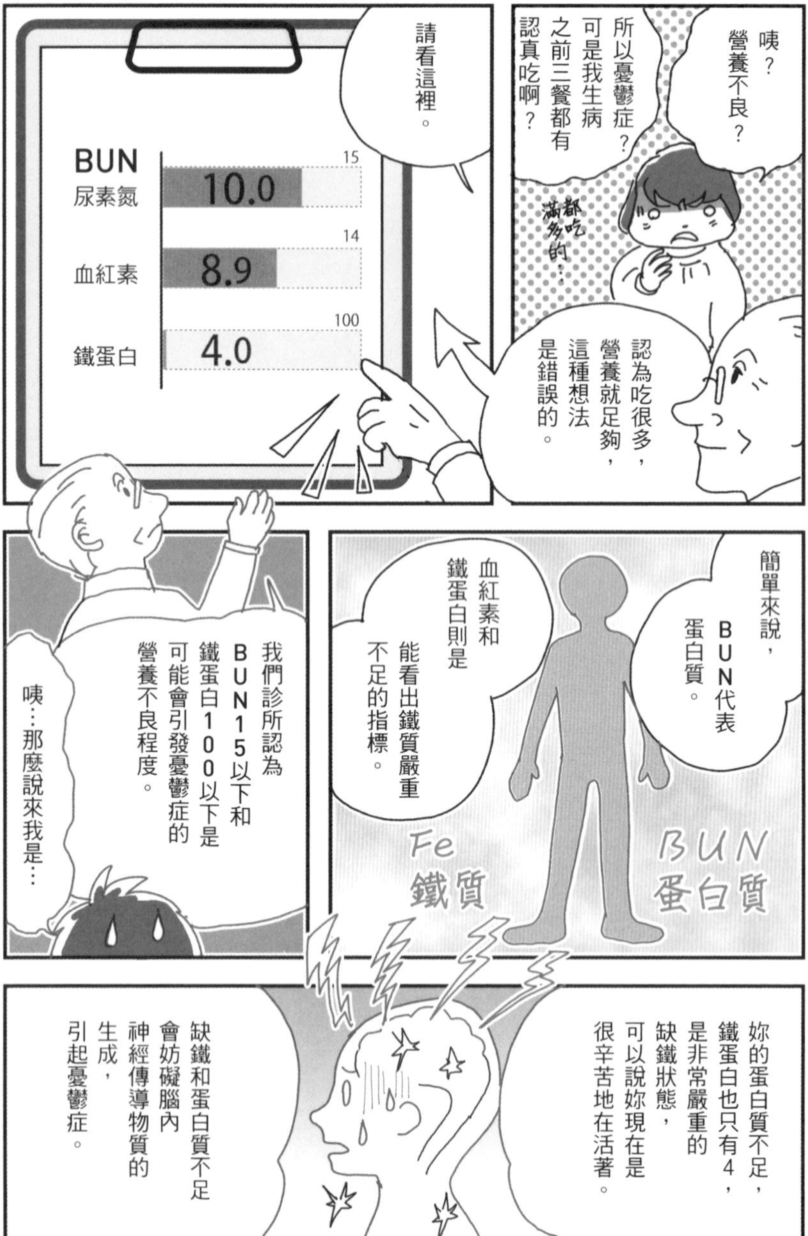
咦？營養不良？
所以憂鬱症？可是我生病之前三餐都有認真吃啊？
都吃滿多的…
認為吃很多，營養就足夠，這種想法是錯誤的。
請看這裡。
BUN 尿素氮 10.0 15
血紅素 8.9 14
鐵蛋白 4.0 100
簡單來說，BUN代表蛋白質。
血紅素和鐵蛋白則是能看出鐵質嚴重不足的指標。
BUN 蛋白質
Fe 鐵質
我們診所認為BUN15以下和鐵蛋白100以下是可能會引發憂鬱症的營養不良程度。
咦…那麼說來我是…
妳的蛋白質不足，鐵蛋白也只有4，是非常嚴重的缺鐵狀態，可以說妳現在是很辛苦地在活著。
缺鐵和蛋白質不足會妨礙腦內神經傳導物質的生成，引起憂鬱症。

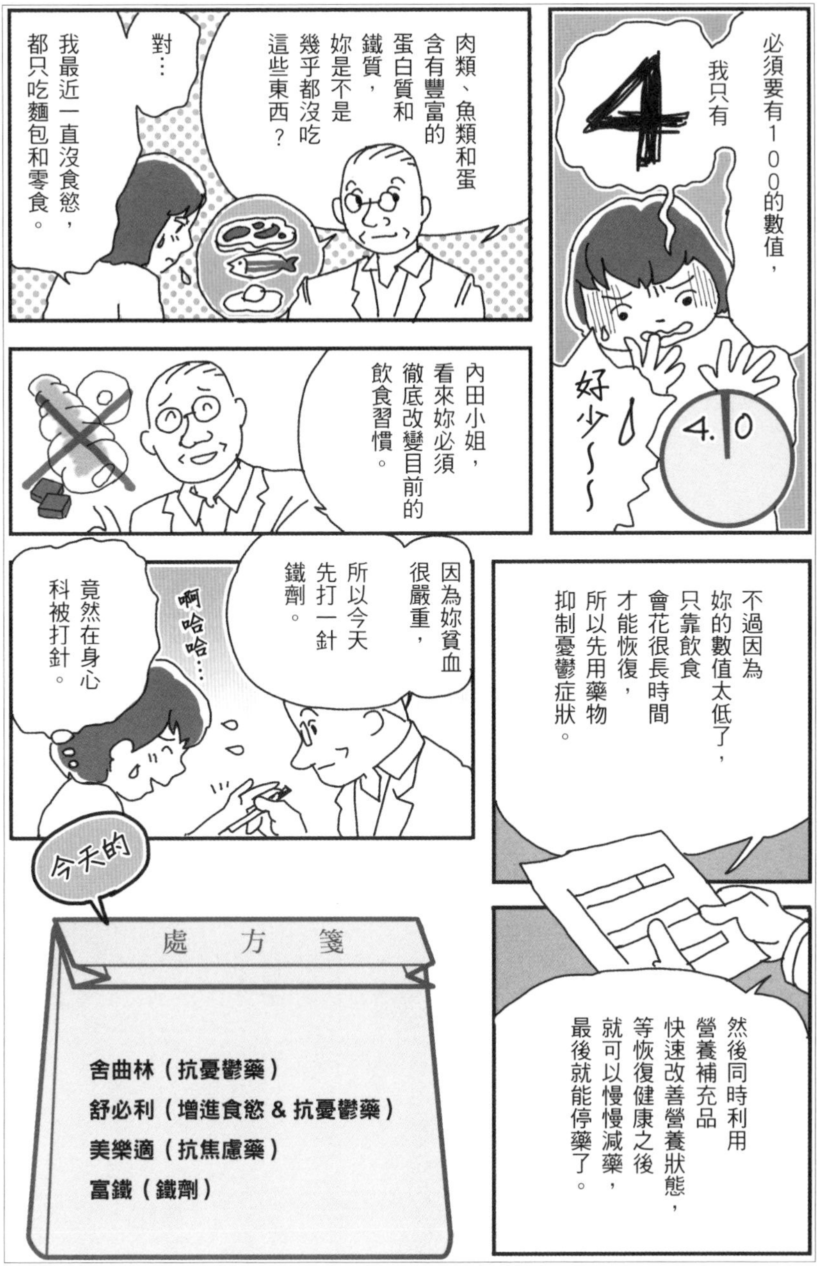
必須要有100的數值，
我只有
4
好少～～
4.0
肉類、魚類和蛋含有豐富的蛋白質和鐵質，妳是不是幾乎都沒吃這些東西？
對…
我最近一直沒食慾，都只吃麵包和零食。
內田小姐，看來妳必須徹底改變目前的飲食習慣。
不過因為妳的數值太低了，只靠飲食會花很長時間才能恢復，所以先用藥物抑制憂鬱症狀。
因為妳貧血很嚴重，所以今天先打一針鐵劑。
啊哈哈……
竟然在身心科被打針。
然後同時利用營養補充品快速改善營養狀態，等恢復健康之後就可以慢慢減藥，最後就能停藥了。
今天的
處　方　箋
舍曲林（抗憂鬱藥）
舒必利（增進食慾 & 抗憂鬱藥）
美樂適（抗焦慮藥）
富鐵（鐵劑）

內田小姐的改善方法　利用肉＋蛋＋鐵劑快速治療貧血

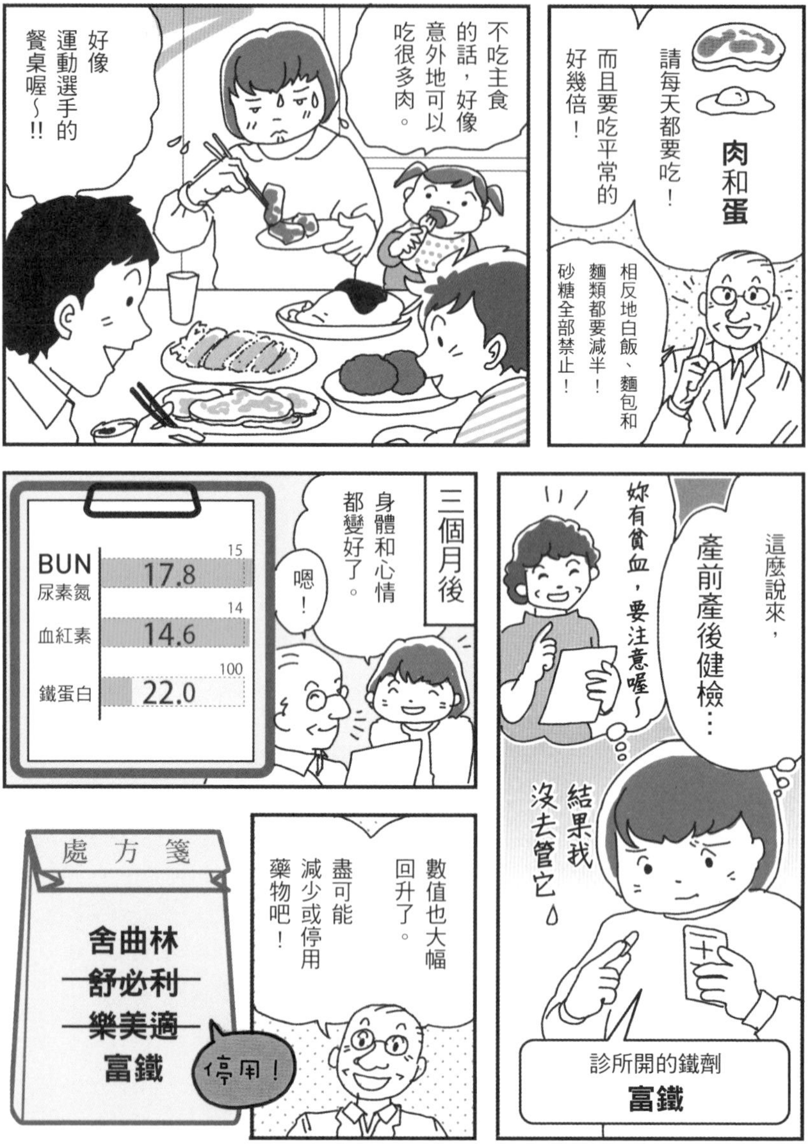

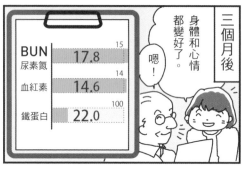

肉和蛋
請每天都要吃！
而且要吃平常的好幾倍！
相反地白飯、麵包和麵類都要減半！砂糖全部禁止！
不吃主食的話，好像意外地可以吃很多肉。
好像運動選手的餐桌喔～!!
這麼說來，
產前產後健檢…
妳有貧血，要注意喔～
結果我沒去管它
診所開的鐵劑
富鐵
三個月後
身體和心情都變好了。
嗯！
BUN 尿素氮 17.8 15
血紅素 14.6 14
鐵蛋白 22.0 100
數值也大幅回升了。
盡可能減少或停用藥物吧！
處方箋
舍曲林
舒必利
樂美適
富鐵
停用！

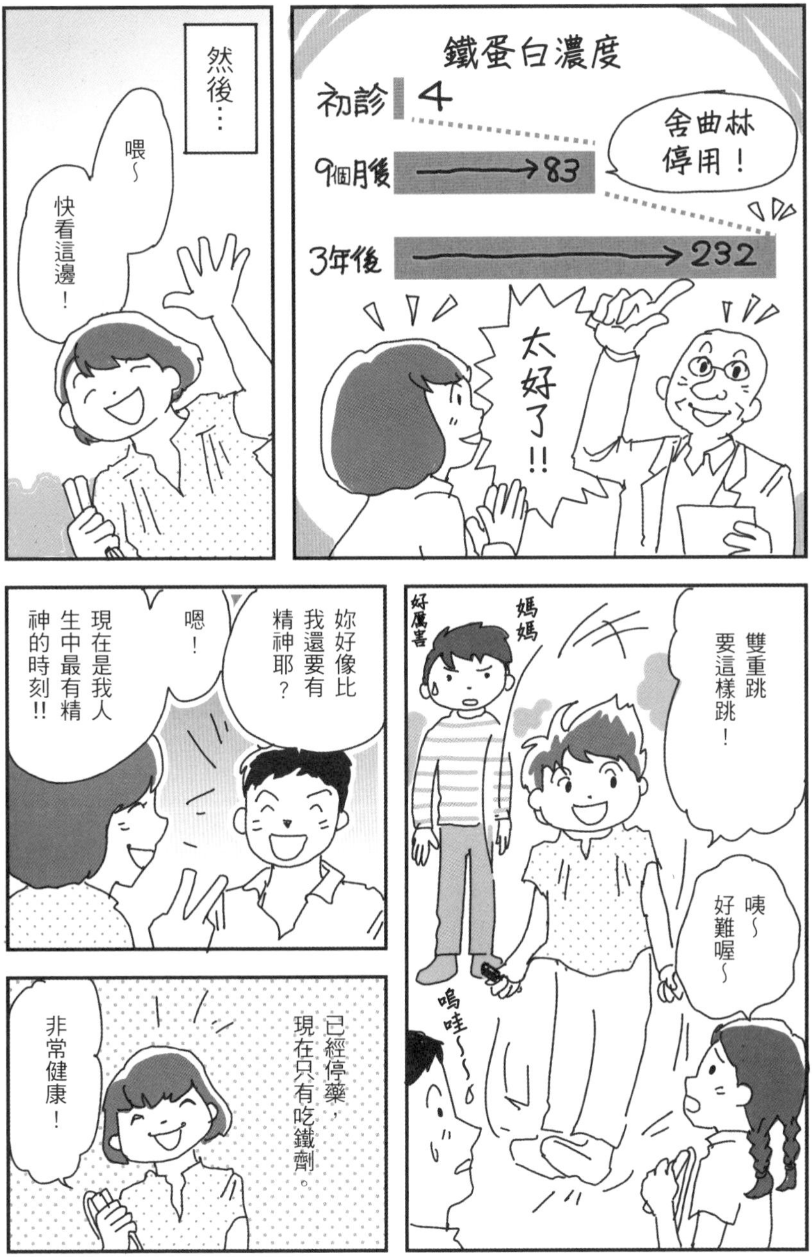
然後…
喂～
快看這邊！
鐵蛋白濃度
初診 4
9個月後 83
3年後 232
舍曲林停用！
太好了!!
妳好像比我還要有精神耶？
嗯！
現在是我人生中最有精神的時刻!!
已經停藥，現在只有吃鐵劑。
非常健康！
雙重跳要這樣跳！
好厲害
媽媽
嗚哇～～
咦～好難喔～

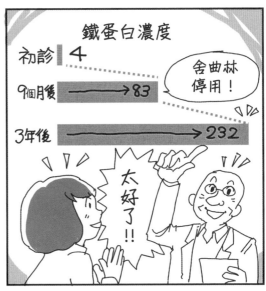

藤川醫生診斷

病例 1

媽媽憂鬱症的患者

在育兒中突然得到憂鬱症……是什麼樣的狀態？

內田小姐（假名、30多歲的女性）是兩個孩子的媽媽。她每天都在勤奮地養育孩子，但是身心卻漸漸感受到異狀。除了一站起來眼就前發黑和頭暈的情況增加，也變得容易喘不過氣，而且晚上開始睡不著，導致早上爬不起來，食慾也變差了。

到最後，內田小姐完全無法從床上起來，在躺床一個月後來到我的診所就醫。我的診斷是內田小姐得了憂鬱症。

「我最近並沒有碰到特別難過的事，壓力也沒有很大……原因是什麼呢？」

內田小姐對於自己得到憂鬱症這件事很驚訝，不過我認為內田小姐有很高的可能性，是陷入了伴隨懷孕生產而來的品質上的營養不良。

「可是，我生病之前三餐都有認真吃……」

這是典型的誤解。就算自認為三餐都有吃得很均衡，還是很容易陷入品質上的營養不良。尤其是經歷過懷孕生產的女性，蛋白質和鐵質都會從體內流失，所以必須積極地補充這兩種養分。有很多病例都是因為每天只吃一般的三餐，讓身體長期處在品質上營養不良的狀態，所以才會引發憂鬱症。

內田小姐的情況，在做完血液檢查後，顯示蛋白質是否足夠的BUN（尿素氮）數值為10 mg／dl，顯示鐵質是否足夠的血紅素和鐵蛋白的數值各為8.9g／dl和4ng／ml。

從血液檢查可以發現，內田小姐不只是蛋白質不足而已，還有嚴重的鐵質不足。這樣當然會讓身心都出問題。可以說是「很辛苦地在活著的狀態」。

品質上營養不良引起的憂鬱症，該怎麼治療？

內田小姐因為貧血很嚴重，所以我幫她打了一針鐵劑。鐵劑注射對身體的負擔很大，原本應該是除了飲食之外，再使用藥錠和營養補充品來補充鐵質，不過本診所針對嚴重貧血的患者，會施打一次鐵劑。

治療中最重要的重點是改善飲食習慣，但品質上的營養不良並不是一朝一夕就能改善的，所以要先用藥物抑制難熬的症狀，接著再配合改善飲食習慣，並且加入營養補充品，以快速恢復良好的營養狀態為目標。

內田小姐的治療過程……

內田小姐開始每餐都吃蛋和肉類以補充蛋白質，另一方面將白米和麵包等充滿醣類食物的食用量減為一半。減少主食後，就容易增加蛋白質的攝取量。

針對缺鐵的問題，則是靠服用鐵劑（處方藥「富鐵」）來補充鐵質。

三個月後，她的身體狀況變好，心情也變得開朗，於是我將抑制症狀的藥物從三種減少為一種，也降低了她必須繼續服用的藥量。再做一次血液檢查的結果，BUN升到17.8mg／dl，血紅素升到14.6g／dl，鐵蛋白也升到了22 ng／ml。

在那之後，內田小姐也持續著同樣的飲食習慣，並繼續服用鐵劑，距離初診九個月後，鐵蛋白恢復到了83 ng／ml。因為她整個人都變得很有精神，所以抑制症狀的藥物全部都能停用了。

女性因為會來月經，所以有不少人體內的蛋白質和鐵質都嚴重不足。內田小姐雖然可以說是已經徹底治好了憂鬱症，但如果蛋白質和鐵質又不夠的話，可能會再次發病，因此她還是持續地在服用鐵劑。

那之後她的狀況已經好到能夠說出「現在是我人生中最有精神的時刻！」三年後再檢查時，鐵蛋白已經升到了232 ng／ml，明顯能看到持續服用鐵劑的效果。

病例 1

「媽媽憂鬱症」內田小姐的病歷

營養改善的內容

◎初診後

・每餐都吃肉和蛋
・醣類(白飯、麵包和麵類)減少為平常食用量的一半
・富鐵(補鐵處方藥)初診後每晚1顆
　三年後鐵蛋白升到100改為隔一天吃1顆
・只在初診時靜脈注射含糖氧化鐵(鐵劑)2安瓿

◎距離初診三年後，為了讓患者更有精神

・維生素B50mg　一天2顆　早晚各1顆
・維生素C1000mg　一天3顆　早午晚各1顆
・維生素E400IU　一天1～2顆　早

處方藥

・舍曲林50mg（抗憂鬱藥）
　➡ 一年十個月後停用

・舒必利100mg（有增進食慾效果的抗憂鬱藥）
　➡ 初診三個月後減量➡停用

・美樂適0.5mg（抗焦慮藥）
　➡ 初診兩個月後停用

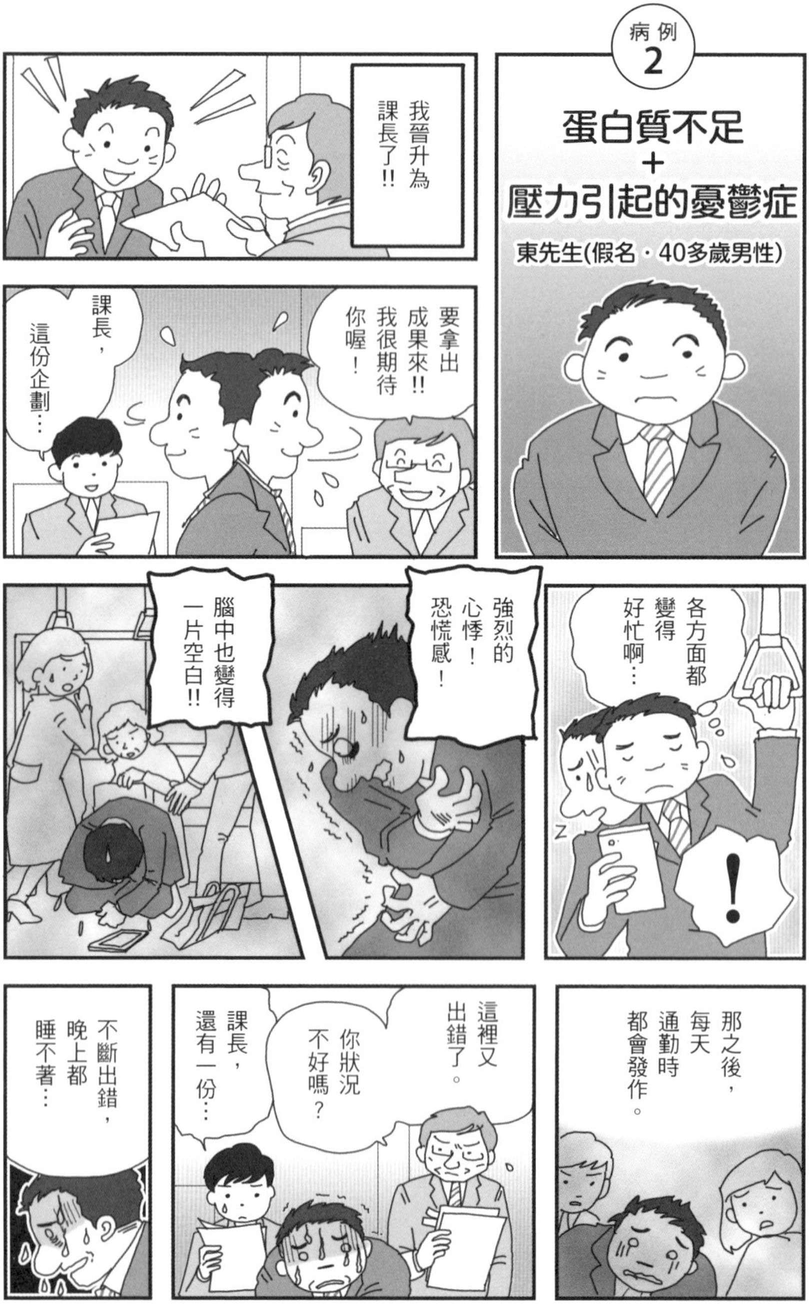
病例 2
蛋白質不足
＋
壓力引起的憂鬱症
東先生(假名．40多歲男性)
我晉升為課長了!!
要拿出成果來!! 我很期待你喔！
課長，這份企劃…
各方面都變得好忙啊…
強烈的心悸！恐慌感！
腦中也變得一片空白!!
那之後，每天通勤時都會發作。
這裡又出錯了。
你狀況不好嗎？
課長，還有一份…
不斷出錯，晚上都睡不著…

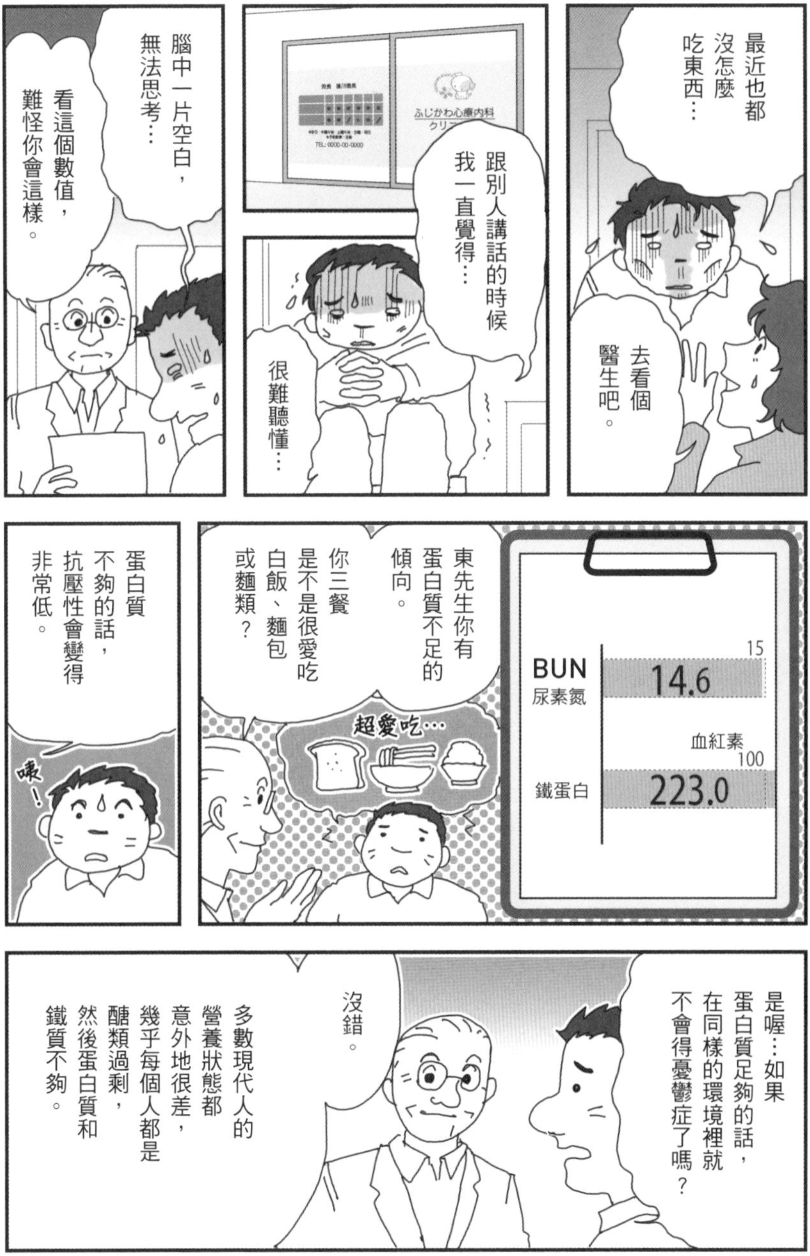
最近也都沒怎麼吃東西…
去看個醫生吧。
ふじかわ心療内科
跟別人講話的時候我一直覺得…
很難聽懂…
腦中一片空白，無法思考…
看這個數值，難怪你會這樣。
BUN
尿素氮
15
14.6
血紅素
100
鐵蛋白
223.0
東先生你有蛋白質不足的傾向。
你三餐是不是很愛吃白飯、麵包或麵類？
超愛吃…
蛋白質不夠的話，抗壓性會變得非常低。
咦！
是喔…如果蛋白質足夠的話，在同樣的環境裡就不會得憂鬱症了嗎？
沒錯。
多數現代人的營養狀態都意外地很差，幾乎每個人都是醣類過剩，然後蛋白質和鐵質不夠。

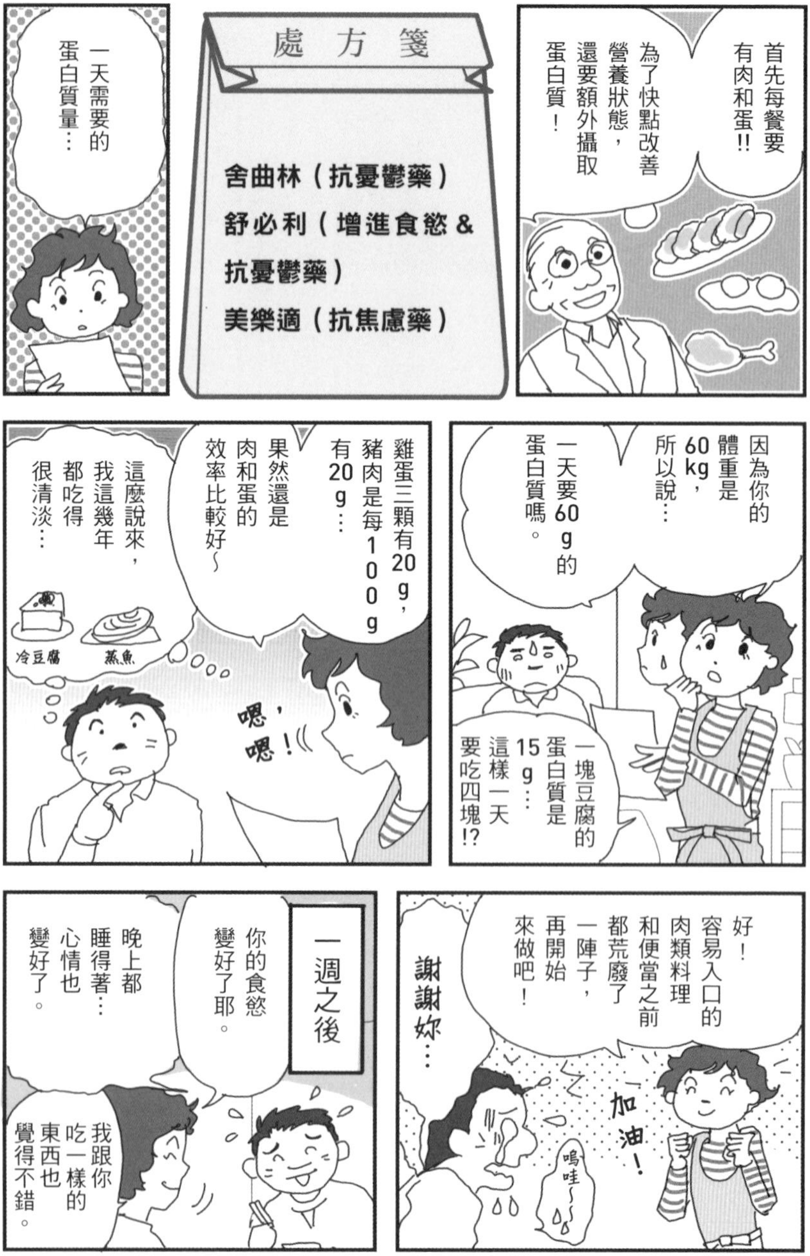
首先每餐要有肉和蛋!!
為了快點改善營養狀態，還要額外攝取蛋白質！
處方箋
舍曲林（抗憂鬱藥）
舒必利（增進食慾＆抗憂鬱藥）
美樂適（抗焦慮藥）
一天需要的蛋白質量…
因為你的體重是60kg，所以說…
一天要60g的蛋白質嗎。
一塊豆腐的蛋白質是15g…這樣一天要吃四塊!?
雞蛋三顆有20g，豬肉是每100g有20g…
果然還是肉和蛋的效率比較好～
嗯，嗯！
這麼說來，我這幾年都吃得很清淡…
冷豆腐
蒸魚
好！容易入口的肉類料理和便當之前都荒廢了一陣子，再開始來做吧！
加油！
謝謝妳…
嗚哇～～
一週之後
你的食慾變好了耶。
晚上都睡得著…心情也變好了。
我跟你吃一樣的東西也覺得不錯。

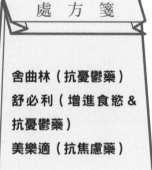

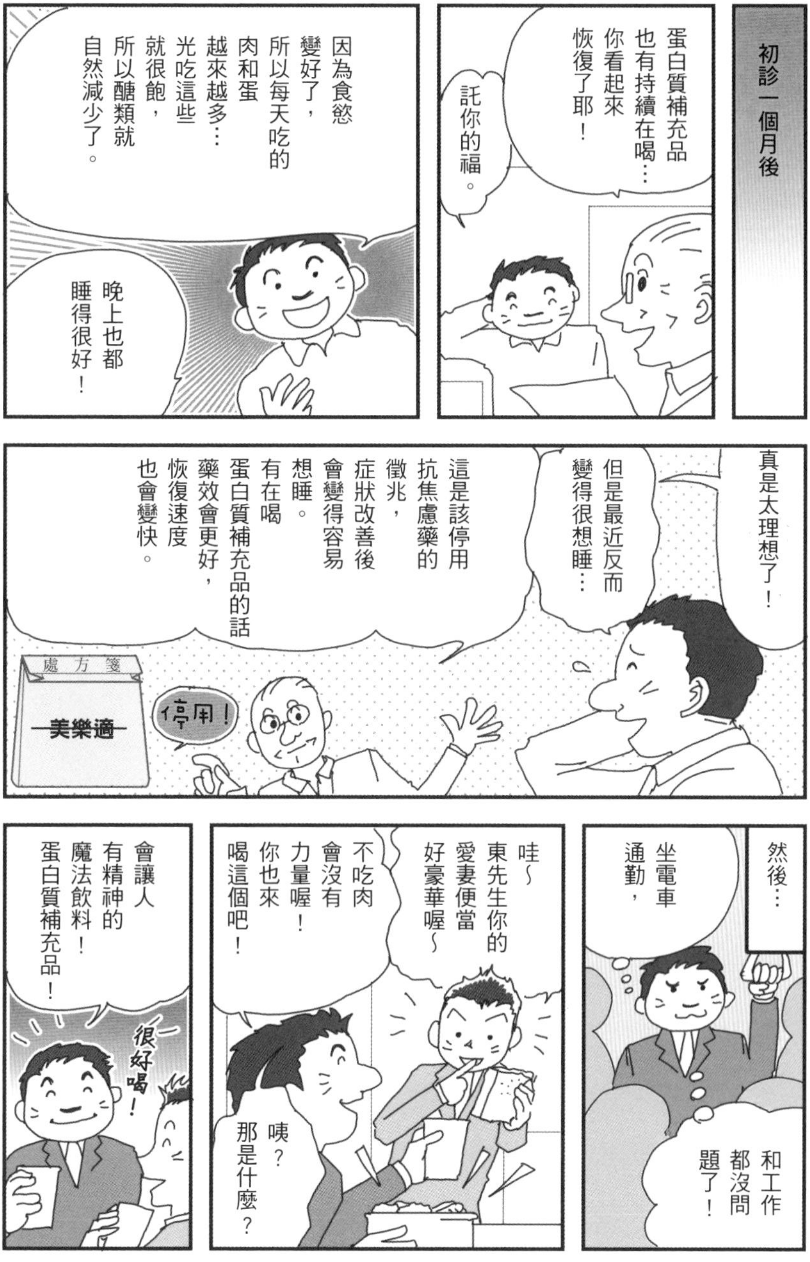
初診一個月後
蛋白質補充品也有持續在喝…你看起來恢復了耶！
託你的福。
因為食慾變好了，所以每天吃的肉和蛋越來越多…光吃這些就很飽，所以醣類就自然減少了。
晚上也都睡得很好！
真是太理想了！
但是最近反而變得很想睡…
這是該停用抗焦慮藥的徵兆，症狀改善後會變得容易想睡。有在喝蛋白質補充品的話藥效會更好，恢復速度也會變快。
處方箋
美樂適
停用！
然後…
坐電車通勤，
和工作都沒問題了！
哇～東先生你的愛妻便當好豪華喔～
不吃肉會沒有力量喔！你也來喝這個吧！
咦？那是什麼？
會讓人有精神的魔法飲料！蛋白質補充品！
很好喝！

藤川醫生診斷

病例2

蛋白質不足＋壓力引起的憂鬱症的患者

晉升為課長後，得到了憂鬱症……是什麼樣的狀態？

東先生（假名、40多歲的男性）是在大企業努力工作的上班族。雖然他過著充實的每一天，但是在升為課長、工作變得極度繁忙之後，身心都開始出現異狀。他常常會突然感到強烈心悸、充滿了恐慌感，同時腦中變得一片空白……。

這些症狀在每天通勤時都會發作，工作上也不斷出錯，導致他晚上都睡不著。

連食慾也變差的東先生，在家人的建議下來到了我的診所就診。看診的時候他雙眼無神，看得出來頭腦沒有在運作，似乎也很難理解其他人講的話。

東先生的血液檢查顯示BUN為14.6mg／dl。蛋白質不足的程度並不嚴重，但我還是認為他的飲食習慣應該不太健康。可以的話，我希望他將BUN目標數值定在20mg／dl。

蛋白質不足會成為憂鬱症的導火線，該怎麼治療？

只要生活一忙，三餐就很容易偏向飯糰或麵類這種能快速解決的食物。另外，在能夠好好吃飯的時候，如果「為了身體健康」而以清爽的日式和食為主，通常規劃出來的菜單都會很難充分攝取到肉和蛋之類的蛋白質來源。蛋白質不夠的話，抗壓性就會降低。

於是我建議東先生改善飲食習慣，並且活用蛋白質補充品，積極攝取蛋白質。具體來說，目標就是「每餐都要吃肉和蛋」和「一天攝取兩次20公克，合計40公克的蛋白質補充品」。

另外，一天需要的蛋白質量，是體重（公斤）換算成公克的量。東先生的體重大約是60公斤，所以一天至少要攝取60公克的蛋白質。吃3顆蛋就能攝取到20公克的蛋白質，所以東先生每天必須吃9顆蛋，但是要每天持續吃這麼多顆蛋想必會有難度，因此我才會建議他要活用蛋白質補充品做輔助。

不過，因為蛋白質吸收速度很快，所以一天要分成兩次來喝，才能讓效果持續。

除了這些，為了讓東先生能順利通勤和工作，我還開了抗憂鬱和抗焦慮的三種藥給他。這當中有一種是有健胃效果，並且能增進食慾的抗憂鬱藥（舒必利），用來改善東先生「沒有食慾」的問題。

東先生的治療過程……

東先生的治療進行得非常順利。藥起了作用，症狀逐漸穩定下來，晚上開始睡得著，三餐也都吃得下之後，東先生變得越來越有精神。因為有額外攝取蛋白質補充品，所以快速改善了營養狀態，藥也會更容易發揮效果。

一個月後，因為東先生跟我說「我雖然恢復健康了，但是最近一直都很想睡……」所以我讓他停用了抗焦慮藥。很多人在憂鬱症的症狀減輕後，會因為抗焦慮藥的效果，而感受到強烈的睡意。當睡意開始出現，就是該停藥的時候了。

東先生在五個月後成功停用了全部的藥。那之後他仍然維持著少醣類、多蛋白質的飲食習慣，並且持續攝取蛋白質補充品，每天都很有精神地認真工作著。

病例 2

「蛋白質不足＋壓力引起的憂鬱症」東先生的病歷

營養改善的內容

・每餐都吃肉和蛋
・醣類（白飯、麵包和麵類）減少為平常食用量的一半
・蛋白質補充品一天 40g　早晚各 20g

處方藥

・舍曲林 50mg（抗憂鬱藥）
➡ 初診五個月後減量➡停用

・舒必利 100mg（有增進食慾效果的抗憂鬱藥）
➡ 初診五個月後減量➡停用

・美樂適 0.5mg（抗焦慮藥）
➡ 初診一個月後停用

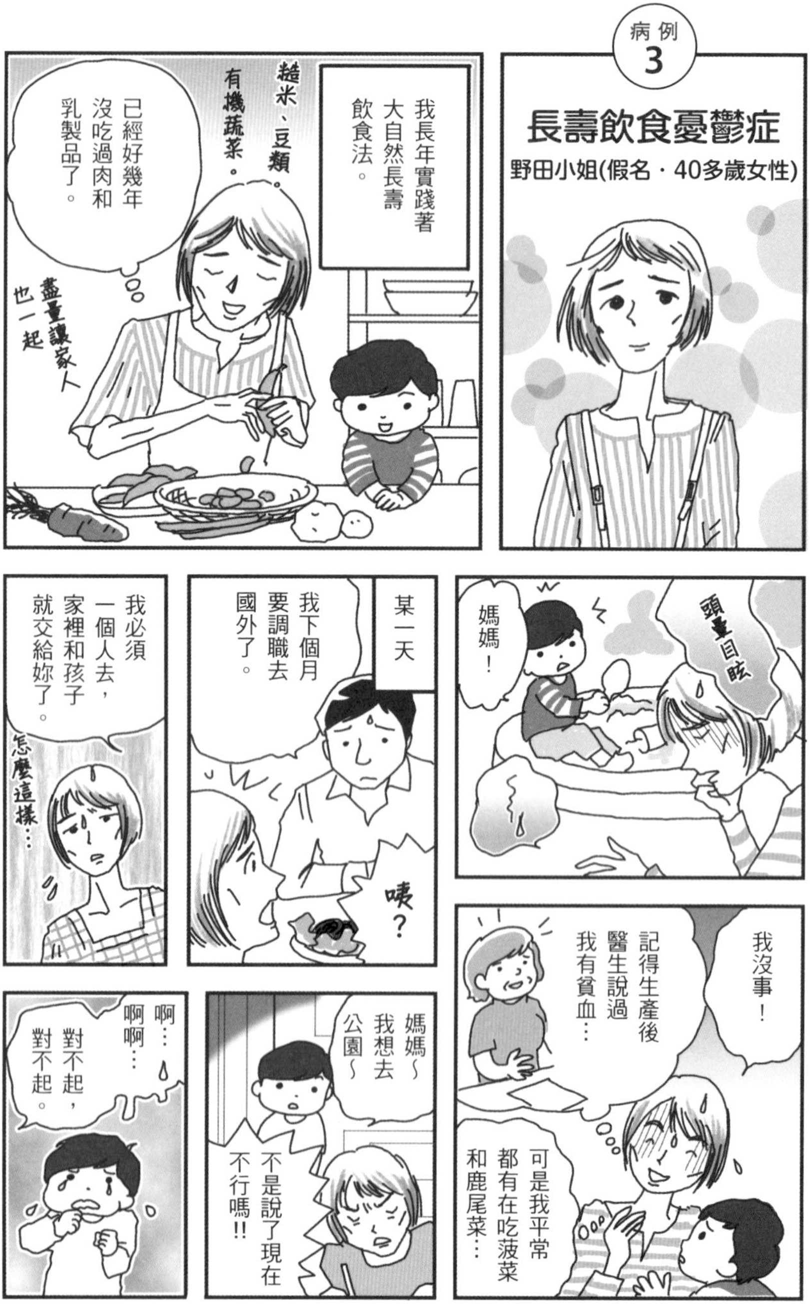
病例
3
長壽飲食憂鬱症
野田小姐(假名・40多歲女性)
我長年實踐著大自然長壽飲食法。
糙米、豆類、有機蔬菜。
已經好幾年沒吃過肉和乳製品了。
盡量讓家人也一起
頭暈目眩
媽媽！
某一天
我下個月要調職去國外了。
咦？
我必須一個人去，家裡和孩子就交給妳了。
怎麼這樣…
我沒事！
記得生產後醫生說過我有貧血…
可是我平常都有在吃菠菜和鹿尾菜…
媽媽～我想去公園～
不是說了現在不行嗎!!
啊…啊啊…
對不起，對不起。

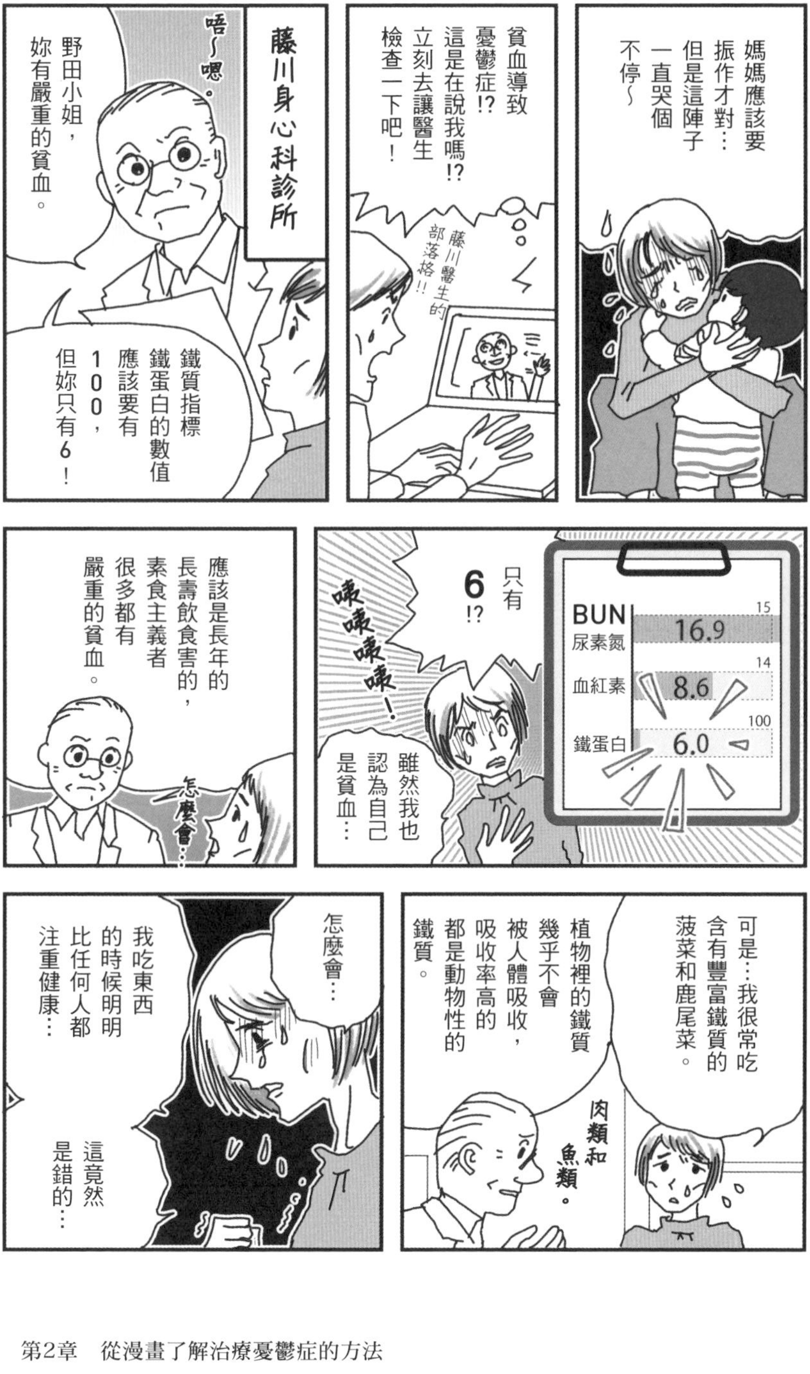
媽媽應該要振作才對…但是這陣子一直哭個不停～
貧血導致憂鬱症!?這是在說我嗎!?立刻去讓醫生檢查一下吧！
藤川醫生的部落格!!
藤川身心科診所
唔～嗯。
野田小姐，妳有嚴重的貧血。
鐵質指標鐵蛋白的數值應該要有100，但妳只有6！
只有6!?
BUN
尿素氮
16.9
15
血紅素
8.6
14
鐵蛋白
6.0
100
唬唬唬唬！
雖然我也認為自己是貧血…
應該是長年的長壽飲食害的，素食主義者很多都有嚴重的貧血。
怎麼會…
可是…我很常吃含有豐富鐵質的菠菜和鹿尾菜。
植物裡的鐵質幾乎不會被人體吸收，吸收率高的都是動物性的鐵質。
肉類和魚類。
怎麼會…
我吃東西的時候明明比任何人都注重健康…
這竟然是錯的…

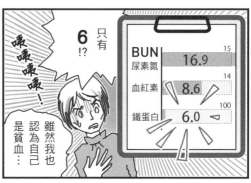

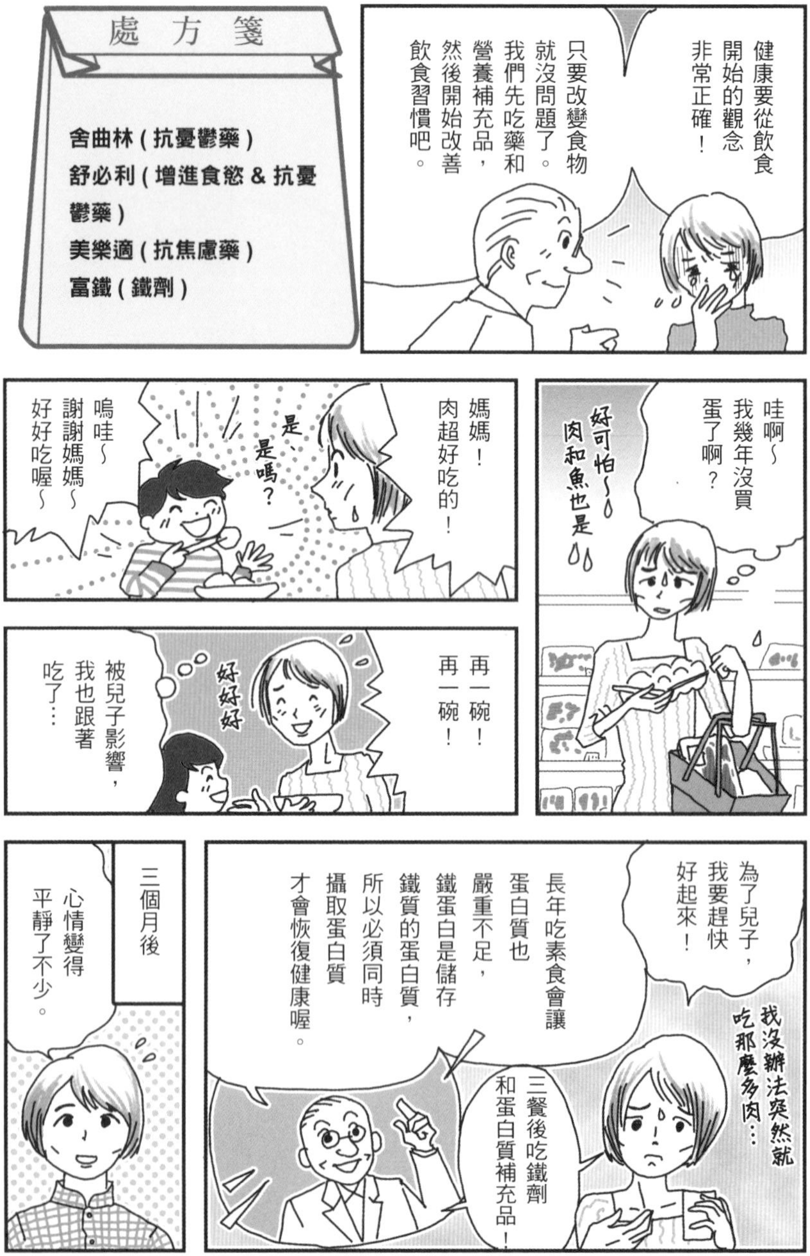
健康要從飲食開始的觀念非常正確！
只要改變食物就沒問題了。我們先吃藥和營養補充品，然後開始改善飲食習慣吧。
處方箋
舍曲林（抗憂鬱藥）
舒必利（增進食慾 & 抗憂鬱藥）
美樂適（抗焦慮藥）
富鐵（鐵劑）
哇啊～我幾年沒買蛋了啊？
好可怕～肉和魚也是
媽媽！肉超好吃的！
是、是嗎？
嗚哇～謝謝媽媽～好好吃喔～
再一碗！再一碗！
好好好
被兒子影響，我也跟著吃了…
為了兒子，我要趕快好起來！
我沒辦法突然就吃那麼多肉…
長年吃素食會讓蛋白質也嚴重不足，鐵蛋白是儲存鐵質的蛋白質，所以必須同時攝取蛋白質才會恢復健康喔。
三餐後吃鐵劑和蛋白質補充品！
三個月後
心情變得平靜了不少。

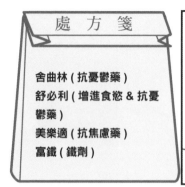

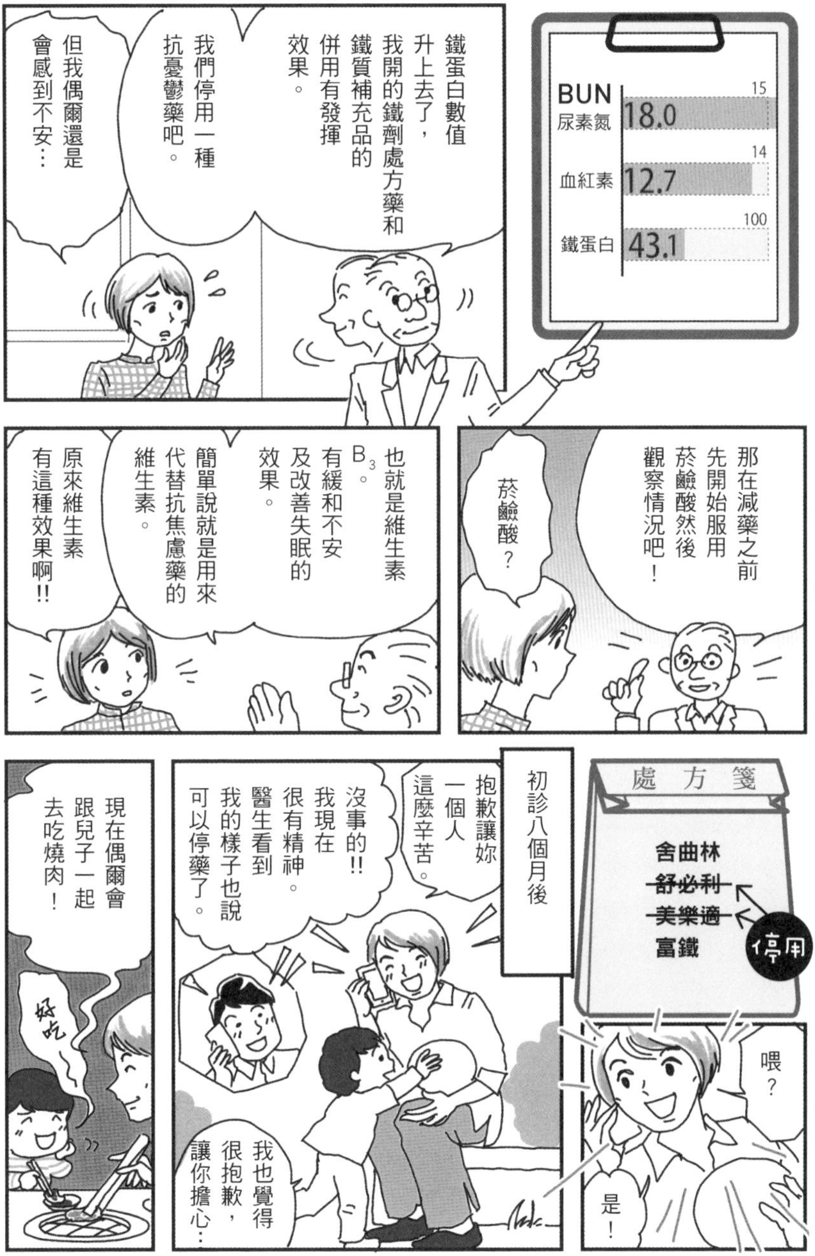
BUN
尿素氮
18.0
15
血紅素
12.7
14
鐵蛋白
43.1
100
鐵蛋白數值升上去了，我開的鐵劑處方藥和鐵質補充品的併用有發揮效果。
我們停用一種抗憂鬱藥吧。
但我偶爾還是會感到不安…
那在減藥之前先開始服用菸鹼酸然後觀察情況吧！
菸鹼酸？
也就是維生素B3。有緩和不安及改善失眠的效果。
簡單說就是用來代替抗焦慮藥的維生素。
原來維生素有這種效果啊!!
處方箋
舍曲林
舒必利
美樂適
富鐵
停用
喂？
是！
初診八個月後
抱歉讓妳一個人這麼辛苦。
沒事的!! 我現在很有精神。醫生看到我的樣子也說可以停藥了。
我也覺得很抱歉，讓你擔心…
現在偶爾會跟兒子一起去吃燒肉！
好吃

藤川醫生診斷

病例 3

長壽飲食憂鬱症的患者

因為避開動物性食物的飲食習慣，而導致憂鬱症……是什麼樣的狀態？

野田小姐（假名、40多歲女性）很注重身體健康，持續了大約五年的大自然長壽飲食法（Macrobiotic）。所謂的長壽飲食，就是以糙米、蔬菜和藻類為主的飲食方式，基本上不吃肉和蛋之類的動物性食物。不只是野田小姐，很多女性的想法都是「肉對身體不好，所以我平常都盡量不吃」──為了減肥而避開肉類的人似乎也很多。

野田小姐生了兒子後，醫院曾經提醒她有貧血的問題。因此她認為必須要攝取鐵質，而養成了經常吃菠菜和鹿尾菜的習慣。

在丈夫單獨調職去國外後，野田小姐的身心開始出現異狀。或許是自己跟兒子被留在日本的不安感形成了導火線，野田小姐因為每天都「哭個不停」、「覺得很煩躁」，所以來到我的診所就診。

初診時的野田小姐，雖然並不是說特別削瘦，但是她臉色很差，皮膚看起來也很暗沉。這是在缺鐵的女性身上很常見的特徵。

血液檢查的結果，BUN為16.9mg／dl，以及蛋白質稍微不足，但還在可接受的範圍內，但是血紅素只有8.6g／dl，鐵蛋白也只有6ng／ml，數值非常低，一看就知道有嚴重的貧血。菠菜跟鹿尾菜這些蔬菜和藻類含有的鐵質都很難被人體吸收，所以就算吃很多也無法解決貧血的問題。

素食主義會導致嚴重的貧血，該怎麼治療？

我跟野田小姐建議以後必須吃肉和蛋，並且請她改善飲食習慣。植物性的食物很難有效率地攝取到蛋白質，含有大量容易吸收的鐵質，且又容易買到的食物就是紅肉。

原本就很注重健康的人，大多數只要接受了我的理論就會認真地執行。野田小姐也決定停止長壽飲食，積極地使用肉和蛋來做三餐。另外，最主要的方針是吃飯時，將白米和含有小麥的醣類減少為平常食用量的一半，並且不吃砂糖。

除此之外，為了在初期改善貧血症狀，我讓野田小姐併用我開的鐵劑和鐵質的補充品。再加上因為有儲存鐵質功能的鐵蛋白屬於蛋白質，所以也必須要攝取大量的蛋白質。因此我請野田小姐一天攝取兩次蛋白質補充品，一次20公克。

另外，為了緩和症狀，我還開了抗憂鬱和抗焦慮的三種藥給她。

野田小姐的治療過程……

認真改善飲食習慣之後，野田小姐恢復的速度超越我的預期。三個月後鐵蛋白升到了43.1ng／ml，野田小姐也露出了開朗的表情對我說「我覺得心情變得平靜了不少」。一般來說，很多人在鐵蛋白數值到達30～50後就會實際感受到身體恢復健康，野田小姐也說了「我過去從來沒有感到這麼有精神過」。此外，她的臉色變好，嘴唇變得紅潤，皮膚也出現了光澤。

於是我留下一種抗憂鬱藥，讓她停用了另外兩種藥，並且讓她攝取菸鹼酸（維生素B_3）當作營養補充品。菸鹼酸有緩和不安以及改善失眠的效果，對心理疾病很有效。

最後，野田小姐在初診九個月後徹底痊癒，成功停用了全部的藥物。

此外，有很多女性對肉類的想法都是「攝取動物性蛋白質和脂質好像會變胖，好可怕」所以拚命想避開肉類，這是在營養方面的知識不足造成的誤解。請各位記住，減少醣類並且吃大量肉類來攝取充分的蛋白質和動物性脂質，其實能夠防止過胖和過瘦，讓人更接近理想的體重。

病例 3

「長壽飲食憂鬱症」野田小姐的病歷

營養改善的內容

- 從糙米素食轉變為肉食。每餐吃肉和蛋
- 醣類減少為平常食用量的一半
- 蛋白質補充品　一天 40g　早晚各 20g
- 鐵劑富鐵　一天 1 顆　晚
- 螯合鐵 36mg　一天 2 顆　晚
- 維生素 B 50mg　一天 2 顆　早晚各 1 顆
- 維生素 C 1000mg　一天 3 顆　早午晚各 1 顆
- 維生素 E 400IU　一天 1 ～ 2 顆　早
- 菸鹼酸 100mg　一天 3 顆　早午晚各 1 顆

  初診半年後開始服用

處方藥

- 舍曲林 25mg(抗憂鬱藥)

  ➡ 初診九個月後減量，慢慢停用

- 舒必利 50mg(有增進食慾效果的抗憂鬱藥)

  ➡ 初診三個月後停用

- 美樂適 0.25mg(抗焦慮藥)

  ➡ 初診一個月後停用

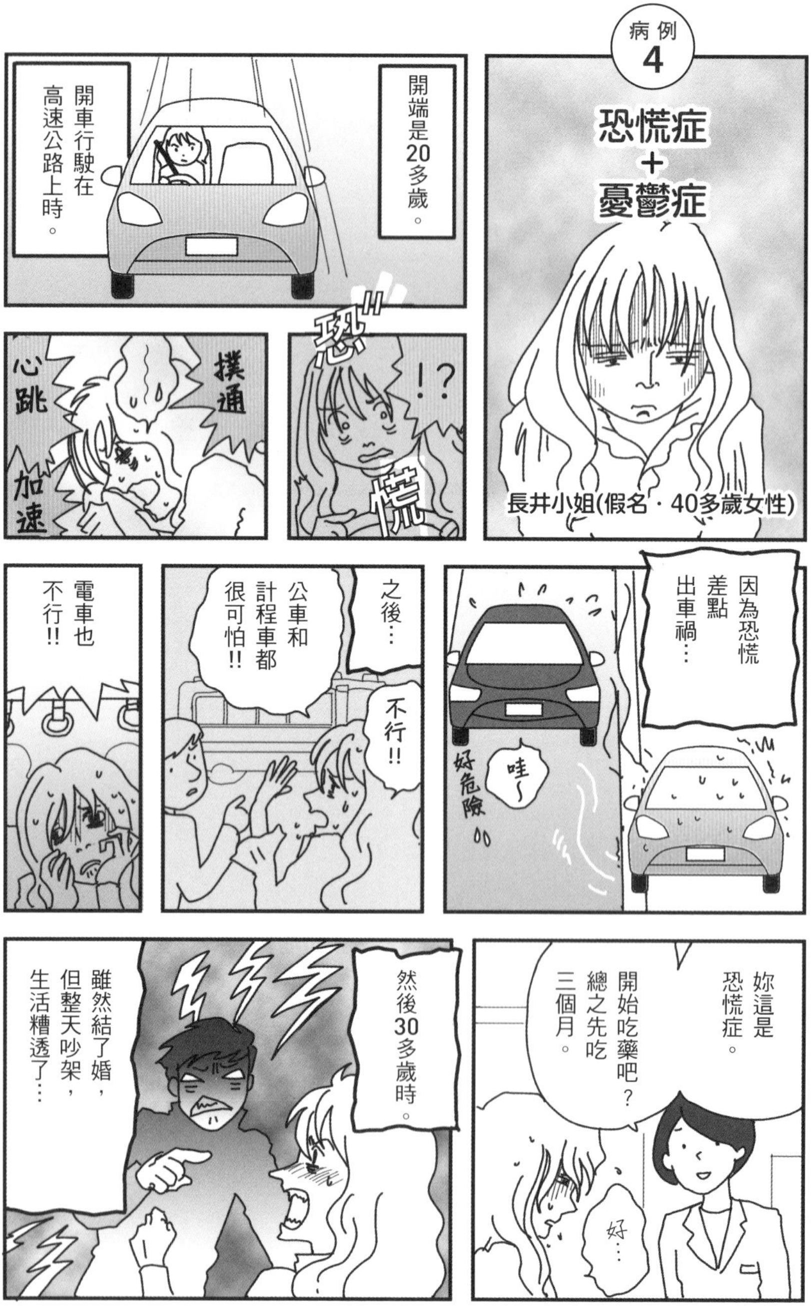
病例4
恐慌症+憂鬱症
長井小姐(假名・40多歲女性)
開端是20多歲。
開車行駛在高速公路上時。
恐
!?
慌
撲通
心跳
加速
因為恐慌差點出車禍……
哇~
好危險
之後……
公車和計程車都很可怕!!
不行!!
電車也不行!!
妳這是恐慌症。
開始吃藥吧?總之先吃三個月。
好……
然後30多歲時。
雖然結了婚，但整天吵架，生活糟透了……

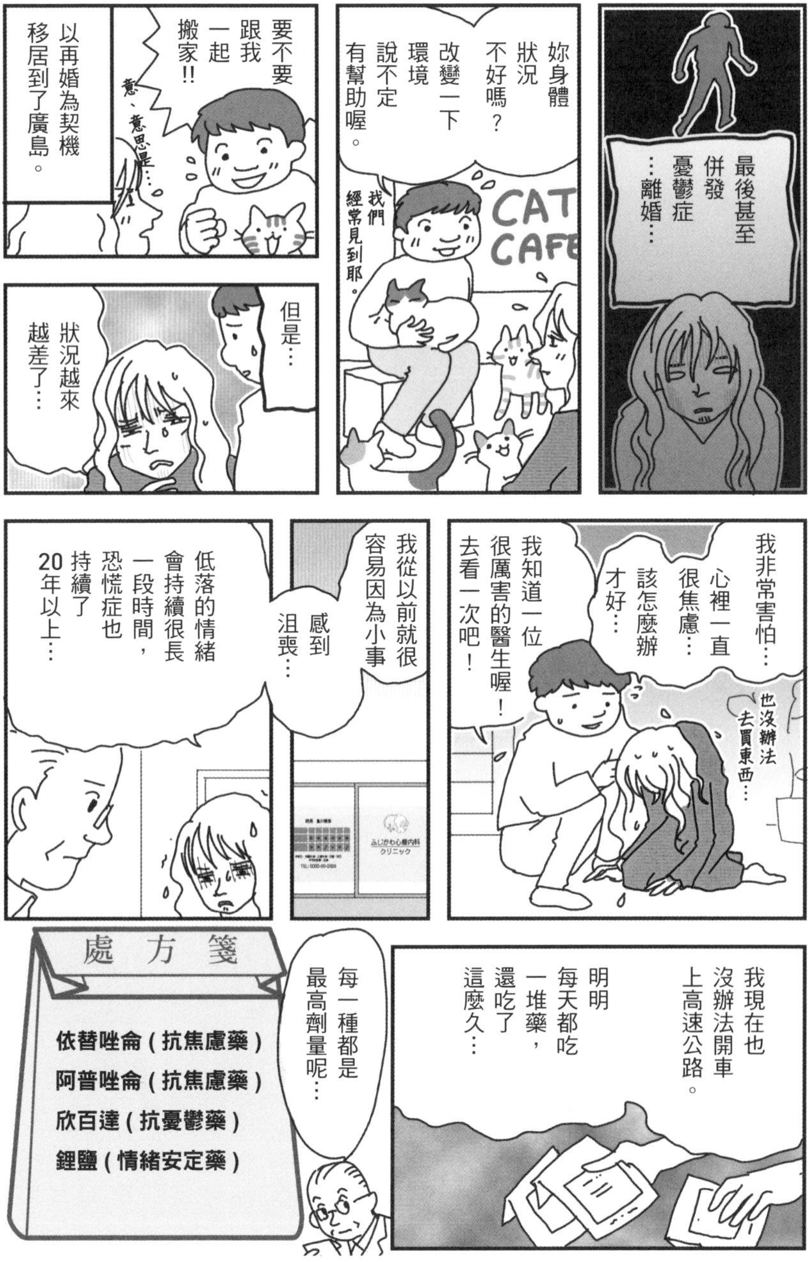
最後甚至併發憂鬱症…離婚…
妳身體狀況不好嗎？改變一下環境說不定有幫助喔。
我們經常見到耶。
CAT CAFE
要不要跟我一起搬家!!
意、意思是……
以再婚為契機移居到了廣島。
但是…
狀況越來越差了…
我非常害怕…
心裡一直很焦慮…
該怎麼辦才好…
也沒辦法去買東西…
我知道一位很厲害的醫生喔！去看一次吧！
我從以前就很容易因為小事
感到沮喪…
ふじかわ心療内科クリニック
低落的情緒會持續很長一段時間，恐慌症也持續了20年以上…
我現在也沒辦法開車上高速公路。
明明每天都吃一堆藥，還吃了這麼久…
每一種都是最高劑量呢…
處方箋
依替唑侖（抗焦慮藥）
阿普唑侖（抗焦慮藥）
欣百達（抗憂鬱藥）
鋰鹽（情緒安定藥）

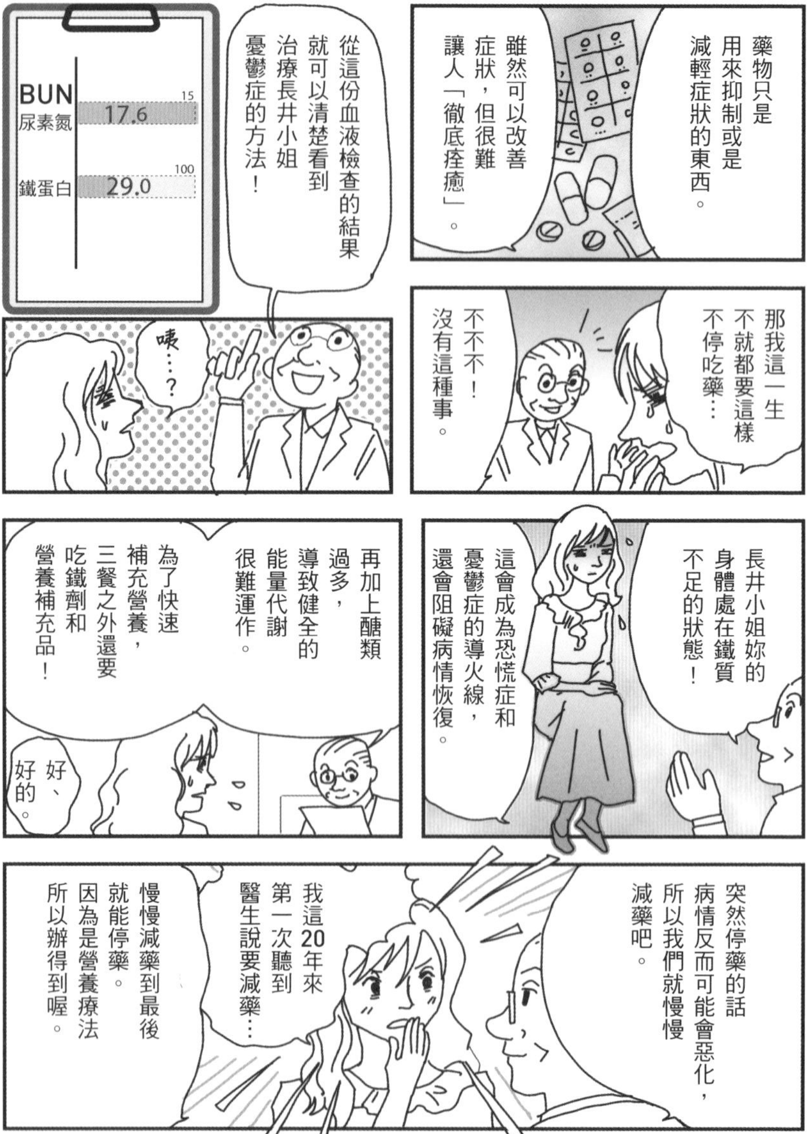
藥物只是用來抑制或是減輕症狀的東西。
雖然可以改善症狀，但很難讓人「徹底痊癒」。
從這份血液檢查的結果就可以清楚看到治療長井小姐憂鬱症的方法！
BUN
尿素氮
15
17.6
100
鐵蛋白
29.0
那我這一生不就都要這樣不停吃藥…
不不不！沒有這種事。
咦…？
長井小姐妳的身體處在鐵質不足的狀態！
這會成為恐慌症和憂鬱症的導火線，還會阻礙病情恢復。
再加上醣類過多，導致健全的能量代謝很難運作。
為了快速補充營養，三餐之外還要吃鐵劑和營養補充品！
好、好的。
突然停藥的話病情反而可能會惡化，所以我們就慢慢減藥吧。
我這20年來第一次聽到醫生說要減藥…
慢慢減藥到最後就能停藥。因為是營養療法所以辦得到喔。

長井小姐的改善方法　緩慢並有耐心地改善長期的營養不良

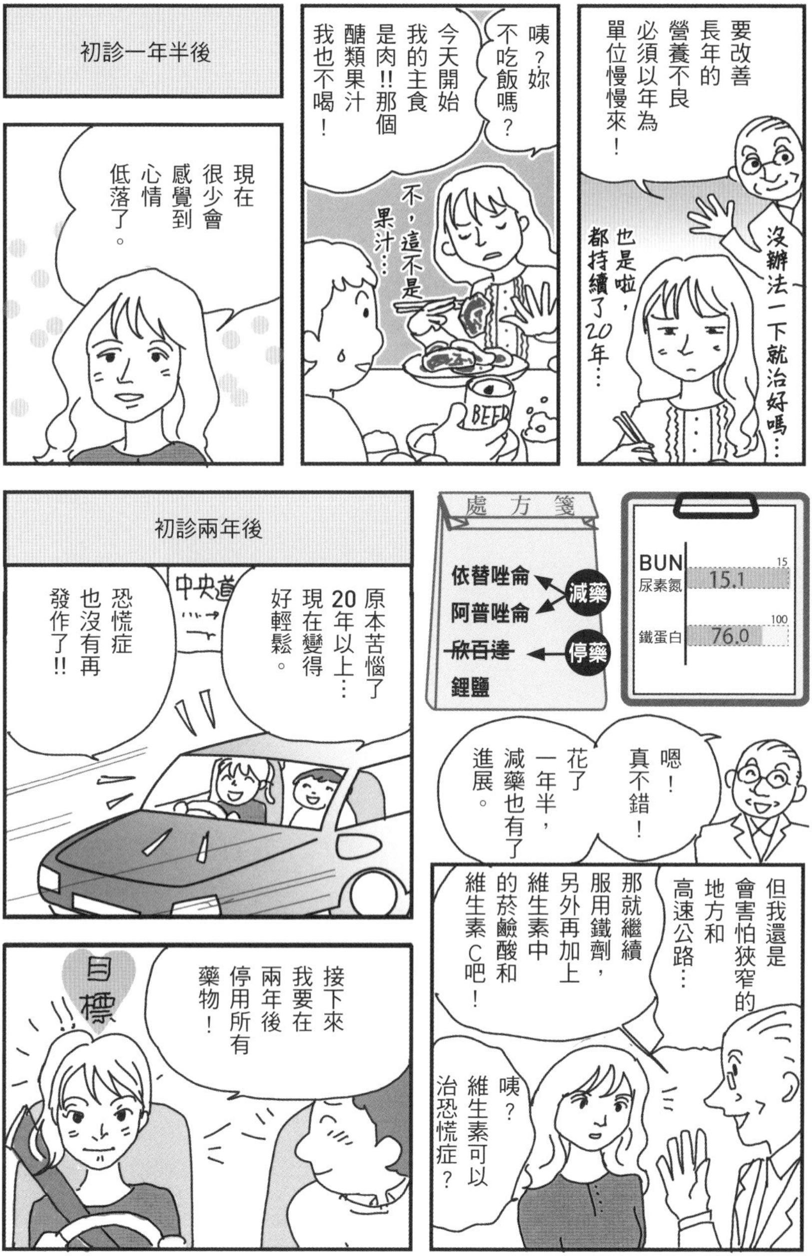

要改善長年的營養不良必須以年為單位慢慢來！
沒辦法一下就治好嗎…
也是啦，都持續了20年…
咦？妳不吃飯嗎？
今天開始我的主食是肉!!那個醣類果汁我也不喝！
不，這不是果汁…
BEER
初診一年半後
現在很少會感覺到心情低落了。
處方箋
依替唑侖
阿普唑侖
欣百達
鋰鹽
減藥
停藥
BUN
尿素氮
15
15.1
100
鐵蛋白
76.0
嗯！真不錯！
花了一年半，減藥也有了進展。
但我還是會害怕狹窄的地方和高速公路…
那就繼續服用鐵劑，另外再加上維生素中的菸鹼酸和維生素C吧！
咦？維生素可以治恐慌症？
初診兩年後
中央道
原本苦惱了20年以上…現在變得好輕鬆。
恐慌症也沒有再發作了!!
目標
接下來我要在兩年後停用所有藥物！

藤川醫生診斷

病例4

恐慌症＋憂鬱症的患者

讓人苦惱了20年以上的恐慌症……是什麼樣的狀態？

長井小姐（假名、40多歲女性）從20多歲開始就經常會突然心悸、呼吸困難，還會突然感受到強烈的不安，這是典型的「恐慌症」。

恐慌症的特徵是患者只要一發作就會害怕出門，很多病例到最後都會整天待在家裡。如果長期處在無法搭乘電車或公車，甚至無法出去買東西的狀況，還有可能因為情緒低落而併發憂鬱症。長井小姐正是這樣的案例，她去看了醫生後被診斷為「恐慌症加上憂鬱症」，之後便長期服用醫院開的藥物。

長井小姐來到我的診所的時候，距離她的恐慌症初次發作，已經經過20年以上了。

初診時長井小姐一直顯得焦躁難耐，看得出來她心中有強烈的不安。長井小姐之前固定看病的醫院開給她的藥有四種，效用是抗焦慮、抗憂鬱和安定情緒，每一種都開到了最高劑量。因為這當中還含有會讓肌肉鬆弛的藥物，所以她應該很難敏捷地活動身體，我想她恐怕連家事都無法好好完成。

血液檢查的結果顯示，長井小姐的BUN為17.6mg／dl，鐵蛋白為29ng／ml，一看就知道蛋白質和鐵質都不夠。

長期的營養不良，該怎麼治療？

抗焦慮藥和抗憂鬱藥雖然能夠抑制恐慌症和憂鬱症這類的心理疾病，但無法讓患者徹底痊癒。如果要完全治好疾病，就必須改善品質上的營養不良。

我詢問長井小姐平常的飲食習慣，得到的回答果然是以麵包、麵類和白飯為主，幾乎沒怎麼在吃肉和蛋類。於是我建議她減少三餐當中醣類佔的比例，並且以肉和蛋這種能攝取到動物性蛋白質的食材為主食。

但是長井小姐卻對我說「我沒有自信能減少醣類」。所以我請她一開始先專心增加蛋白質的攝取量就好。人類的食量是有限的，只要增加了蛋白質，就有可能減少醣類的攝取量。而且充分攝取蛋白質讓能量代謝狀況變好之後，想攝取醣類的慾望就會自動降低了。

在藥物方面，我則是請長井小姐繼續服用上一間醫院開給她的藥。因為如果突然換藥或減藥，很有可能會讓症狀惡化。尤其是長期持續服用的藥，想停藥的話必須一點一點慢慢減少藥量。長井小姐已經吃了20年以上的藥，所以我認為如果立刻停藥會有風險。

這次的治療方針是先改善品質上的營養不良，等症狀減輕了之後，再慢慢減少藥量。

長井小姐的治療過程……

長井小姐開始花時間一點一點地改變三餐的飲食，慢慢養成了少吃醣類、多吃肉和蛋的習慣。

初診一年半後，可以看到長井小姐的症狀開始穩定下來了。雖然BUN停在15．1mg／dl，不過鐵蛋白上升到了76ng／ml。長井小姐說「現在很少會感覺到心情低落了」。表情看起來也變得比較開朗。

於是我讓她停用一種藥，並且減少兩種藥的藥量，同時讓她開始攝取菸鹼酸。

菸鹼酸在長井小姐身上發揮了良好的效果，不久後她甚至能笑著對我說「我現在都睡得很好」。另外，停藥和減藥也讓長井小姐的表情變得豐富許多，敏捷的肢體動作也回來了。

初診兩年後，雖然長井小姐還有持續在服藥，但是讓她苦惱了20年以上的症狀幾乎都消失了。現在的長井小姐已經能夠做家事，回診跟我交談時，我甚至看不出來她哪裡有生病。接下來的目標就是繼續減少藥量，期望有一天能完全停藥。

病例 4

「恐慌症＋憂鬱症」長井小姐的病歷

營養改善的內容

◎初診後

- 每餐都吃肉和蛋
- 醣類(白飯、麵包和麵類)減少為平常食用量的一半
- 富鐵(補鐵處方藥) 1顆×晚

◎一年半後

- 菸鹼酸 100mg 1天3顆 早午晚各1顆
  逐漸增量，兩年後早午 500mg、晚 1000mg
- 維生素 B50mg 1天2顆 早晚各1顆
- 維生素 C1000mg 1天3顆 早午晚各1顆

處方藥

◎初診時上一位醫生開的藥

- 依替唑侖 1mg×3顆
- 阿普唑侖 0.8mg×3顆
- 欣百達 20mg×2顆
- 鋰鹽 100mg×2顆

⬇

◎慢慢減藥一年半後

- 依替唑侖 0.5mg×2顆
- 阿普唑侖 0.4mg×2顆
- 欣百達 停用
- 鋰鹽 100mg×2顆

⬇

◎兩年後

- 依替唑侖 0.5mg×1顆
- 阿普唑侖 0.4mg×1顆
- 鋰鹽 100mg×2顆

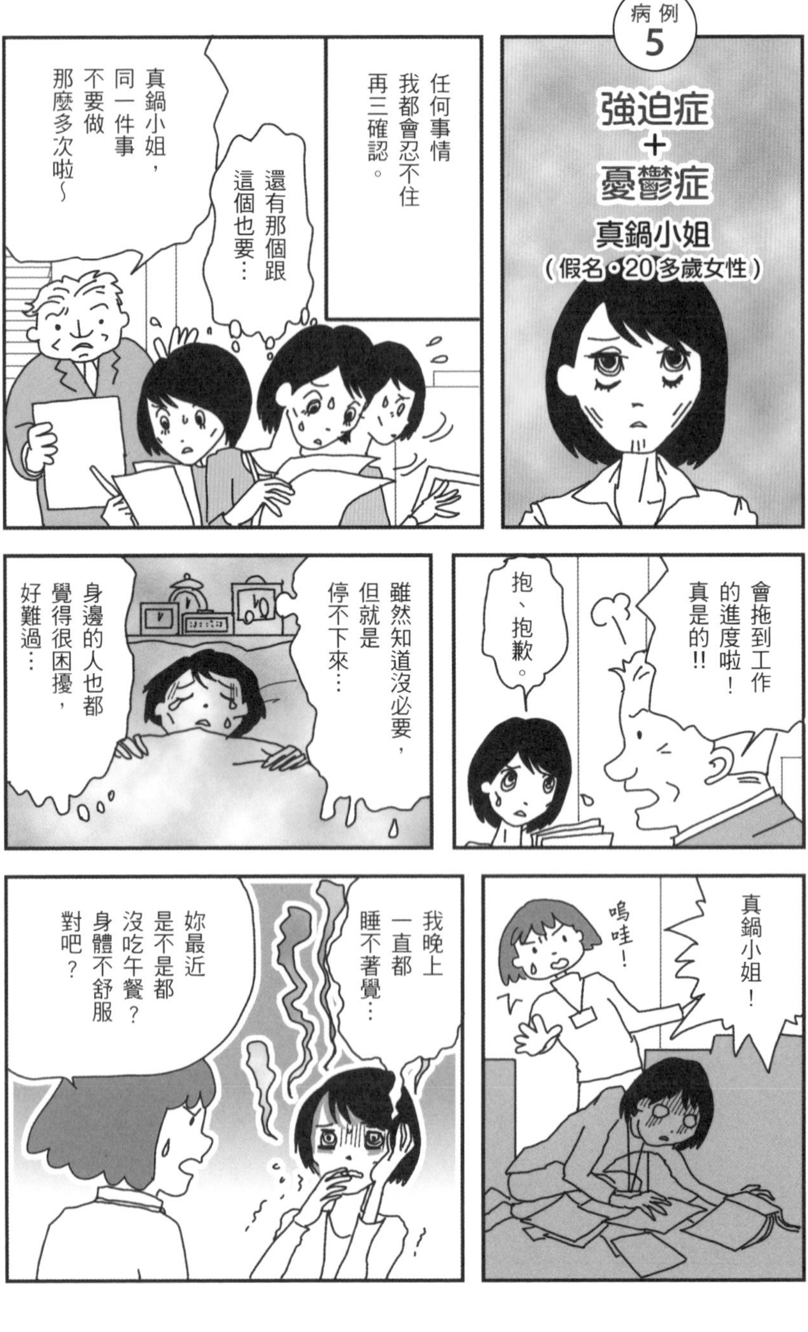
病例
5
強迫症
＋
憂鬱症
真鍋小姐
（假名・20多歲女性）
任何事情我都會忍不住再三確認。
還有那個跟這個也要…
真鍋小姐，同一件事不要做那麼多次啦～
會拖到工作的進度啦！真是的!!
抱、抱歉。
雖然知道沒必要，但就是停不下來…
身邊的人也都覺得很困擾，好難過…
真鍋小姐！
嗚哇！
我晚上一直都睡不著覺…
妳最近是不是都沒吃午餐？身體不舒服對吧？

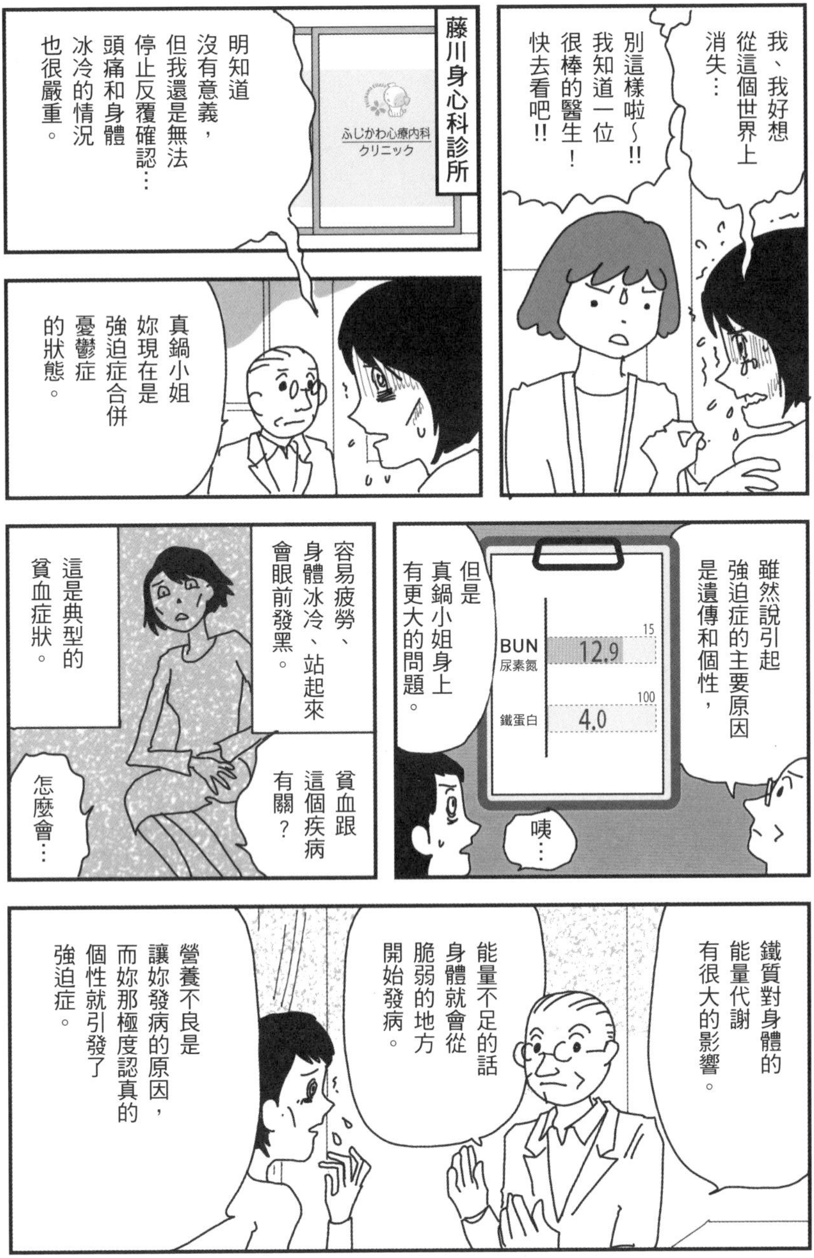
我、我好想從這個世界上消失…
別這樣啦～!!
我知道一位很棒的醫生！快去看吧!!
藤川身心科診所
ふじかわ心療内科
クリニック
明知道沒有意義，但我還是無法停止反覆確認…
頭痛和身體冰冷的情況也很嚴重。
真鍋小姐妳現在是強迫症合併憂鬱症的狀態。
雖然說引起強迫症的主要原因是遺傳和個性，
但是真鍋小姐身上有更大的問題。
BUN
尿素氮
15
12.9
鐵蛋白
100
4.0
咦…
容易疲勞、身體冰冷、站起來會眼前發黑。
這是典型的貧血症狀。
貧血跟這個疾病有關？
怎麼會…
鐵質對身體的能量代謝有很大的影響。
能量不足的話身體就會從脆弱的地方開始發病。
營養不良是讓妳發病的原因，而妳那極度認真的個性就引發了強迫症。

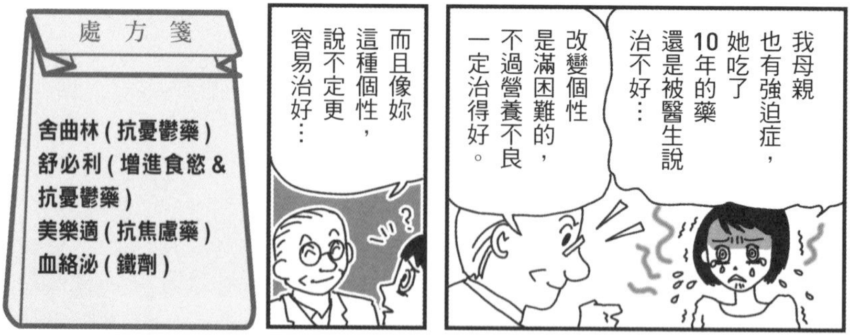

真鍋小姐的改善方法 反過來利用認真的個性進行嚴格的飲食改善

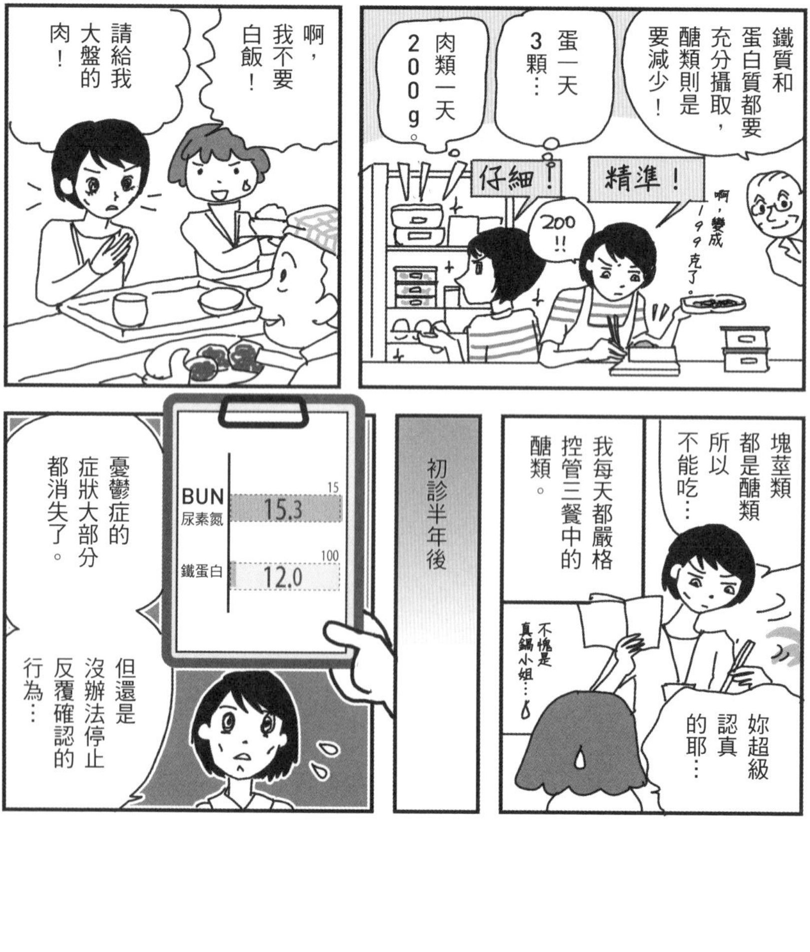
鐵質和蛋白質都要充分攝取，醣類則是要減少！
蛋一天3顆…
肉類一天200g。
仔細！
精準！
200!!
啊，變成199克了。
啊，我不要白飯！
請給我大盤的肉！
塊莖類都是醣類所以不能吃…
我每天都嚴格控管三餐中的醣類。
妳超級認真的耶…
不愧是真鍋小姐…
初診半年後
BUN 尿素氮 15 15.3
鐵蛋白 100 12.0
憂鬱症的症狀大部分都消失了。
但還是沒辦法停止反覆確認的行為…

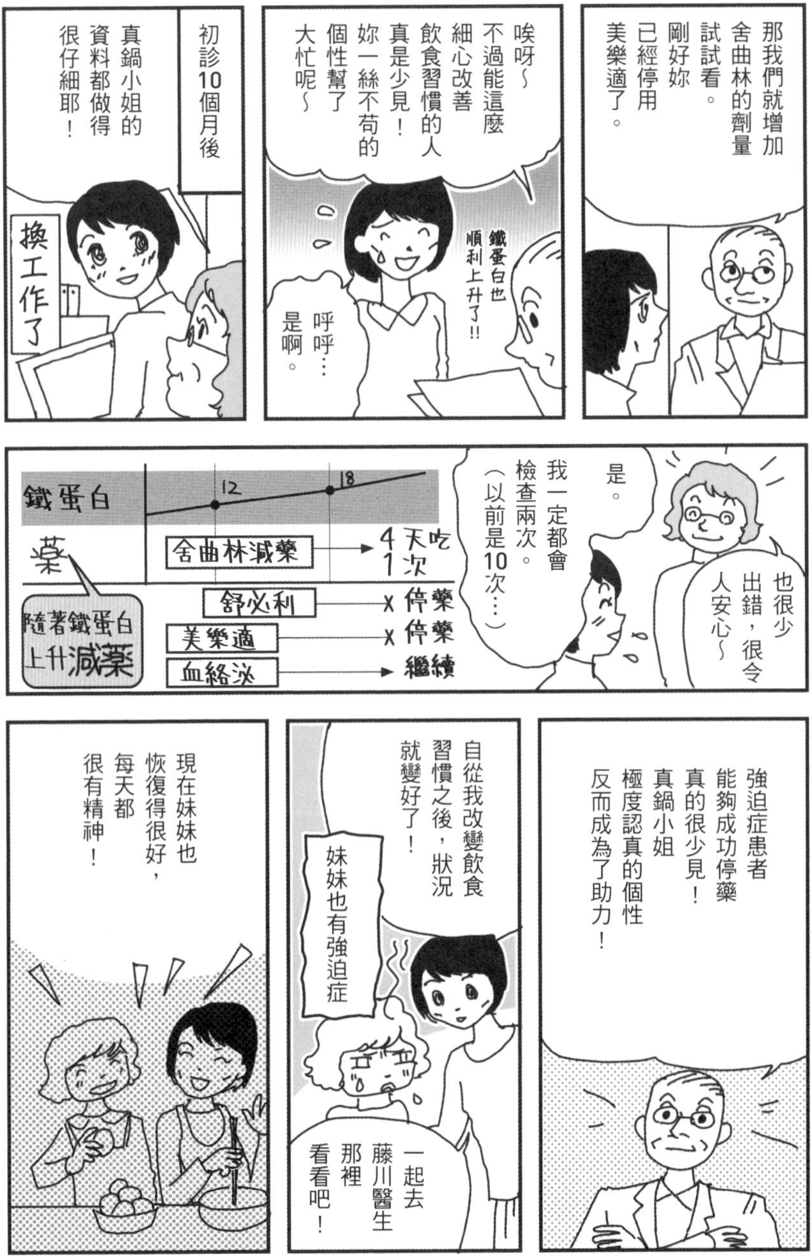
那我們就增加舍曲林的劑量試試看。剛好妳已經停用美樂適了。
唉呀～不過能這麼細心改善飲食習慣的人真是少見！妳一絲不苟的個性幫了大忙呢～
鐵蛋白也順利上升了!!
呼呼…是啊。
初診10個月後
真鍋小姐的資料都做得很仔細耶！
換工作了
是。
我一定都會檢查兩次。（以前是10次…）
也很少出錯，很令人安心～
鐵蛋白
12
18
藥
舍曲林減藥
4天吃1次
舒必利
停藥
美樂適
停藥
血絡沁
繼續
隨著鐵蛋白上升減藥
強迫症患者能夠成功停藥真的很少見！真鍋小姐極度認真的個性反而成為了助力！
自從我改變飲食習慣之後，狀況就變好了！
妹妹也有強迫症
一起去藤川醫生那裡看看吧！
現在妹妹也恢復得很好，每天都很有精神！

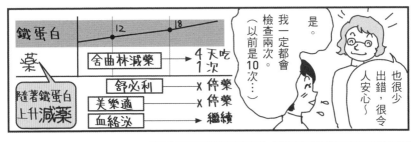

藤川醫生診斷

病例 5

強迫症＋憂鬱症的患者

不反覆確認就會無法安心，甚至妨礙工作……是什麼樣的狀態？

真鍋小姐（假名、20多歲女性）天生個性就很認真。從以前到現在，不管任何事都要做到最完美她才會滿意。

開始出現異常，似乎是在真鍋小姐大學畢業前，寫畢業論文的那段時期，出門時一定要確認五到十次門有沒有鎖好，洗手時也會因為很在意有沒有洗乾淨，所以重複洗很多次。

進入職場後，工作上也遇到了阻礙。因為真鍋小姐會不斷重複檢查文件，所以工作很難有進展。雖然她心裡知道「沒必要做到這個地步」，但就是沒辦法停止反覆檢查確認的行為。

到最後真鍋小姐晚上開始睡不著，也失去了食慾，因此來到我的診所求助。

真鍋小姐的症狀是典型的強迫症。

強迫症主要原因是來自於患者的個性。對於鎖門之類的事情，有些人原本就是一定要重複確認好幾次才會安心，只要不超出一定的限度，就只會覺得是「很拘謹認真的個性」而已。雖然很難界定從哪個程度開始才算是生病，但如果導致生活上出現了障礙，就必須接受治療。

強迫症患者本人也經常顯得精疲力盡，不少病例還會併發憂鬱症。真鍋小姐就是屬於這種病例。

除此之外，真鍋小姐還有頭痛的問題，站起來的時候也會眼前發黑。

另外她也表示早上很難起床，同時很在意身體冰冷的情況。

檢查後發現嚴重的貧血！該怎麼治療？

做完血液檢查後，真鍋小姐的BUN為12．9mg／dl，鐵蛋白竟然只有4ng／ml，這是非常嚴重的鐵質不足。

強迫症的患者個性都很認真，很多人在吃飯時也會盡量讓營養均衡。真鍋小姐平常似乎也很注重三餐的營養。

但是，一般認為「營養均衡」的飲食方式，對大多數女性而言蛋白質和鐵質都不夠。我告訴真鍋小姐，她吃飯時必須吃更多肉和蛋，請她逐漸改善飲食習慣。而且，這種時候強迫症患者認真的個性，會成為治療的助力。因為他們會嚴格遵守規定好的事情，所以往往都能夠徹底改善自己的飲食習慣。

另外我還開了抗憂鬱和抗焦慮的三種藥跟鐵劑給真鍋小姐。

真鍋小姐的治療過程……

嚴格的飲食改善成功，大概一個月後，真鍋小姐身上憂鬱症的症狀就消失了，於是她成功停用了一種藥物。

更棒的是，距離初診10個月後，強迫症的症狀也大幅地穩定下來了。以前工作時一份文件要檢查五到十次，現在只要檢查兩次就能安心，所以工作上也變得毫無阻礙。頭痛、一站立就會眼前發黑和身體冰冷，這些應該是貧血引起的症狀也都改善了。

強迫症非常難治好，醫生普遍都會說「只能靠吃藥抑制症狀」而且通常連減藥都很困難，不過真鍋小姐成功配合著鐵蛋白數值上升，慢慢減藥，現在只有服用抗憂鬱藥和鐵劑。

事實上，強迫症的一項特徵就是女性患者佔壓倒性的多數，而且這當中幾乎每個人鐵蛋白的數值都非常低。我想應該有不少人是因為認真又神經質的個性，再加上鐵質不足才發病的。

另外，強迫症還會遺傳，所以很常看到病患的家人也有一樣的疾病。真鍋小姐的妹妹原本也有強迫症，不過我用相同的治療方針改善了她的症狀，現在她也恢復到可以正常過生活了。

病例 5

「強迫症＋憂鬱症」真鍋小姐的病歷

營養改善的內容

- 每餐都吃肉和蛋
- 醣類(白飯、麵包和麵類)減少為平常食用量的一半
- 血絡泌(補鐵的處方藥)

處方藥

- 舍曲林 25mg(抗憂鬱藥)
  ➡ 初診半年後增加到 75mg
  ➡ 十個月後減藥
  ➡ 兩年後 25mg　隔日服用
  ➡ 兩年八個月後 25mg　4 天服用 1 次
- 舒必利 50mg(有增進食慾效果的抗憂鬱藥)
  ➡ 初診十個月後停藥
- 美樂適 0.5mg(抗焦慮藥)
  ➡ 初診一個月後停藥

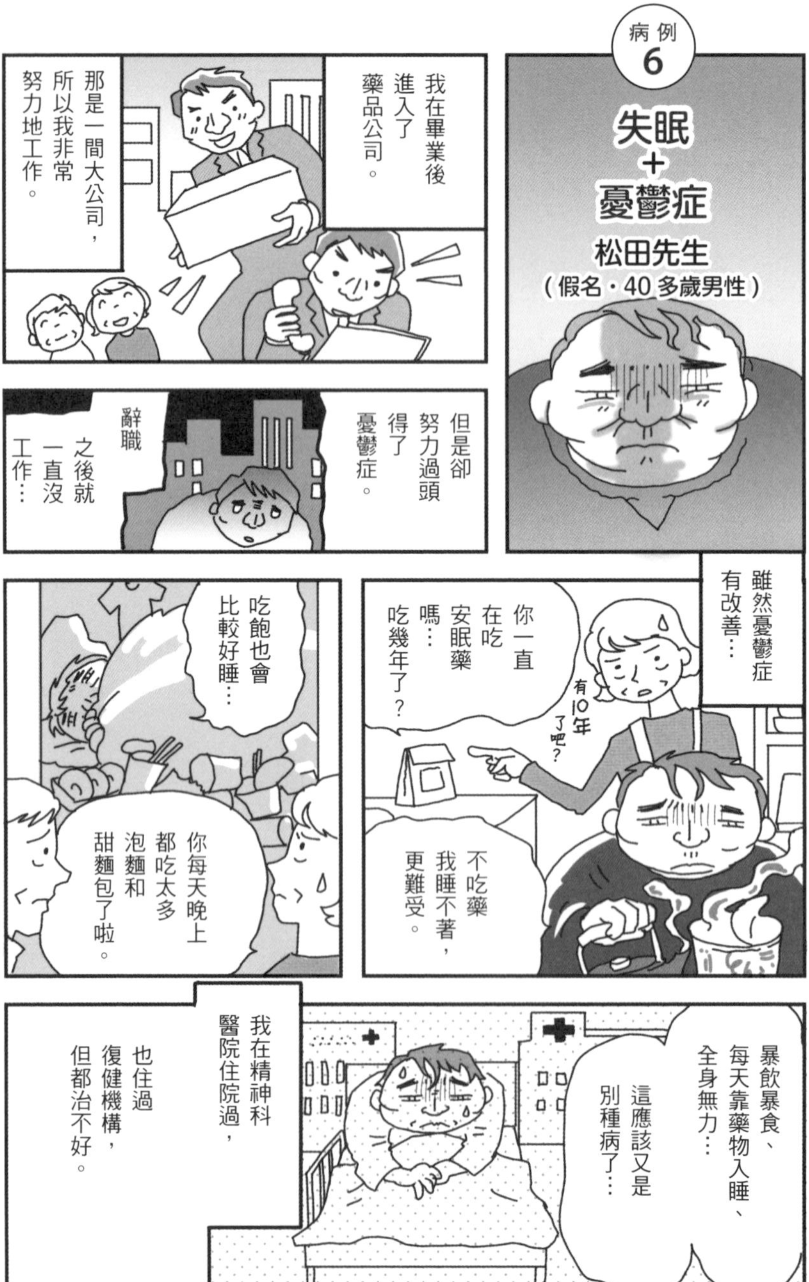
病例
6
失眠
＋
憂鬱症
松田先生
（假名・40多歲男性）
我在畢業後進入了藥品公司。
那是一間大公司，所以我非常努力地工作。
但是卻努力過頭得了憂鬱症。
辭職
之後就一直沒工作…
雖然憂鬱症有改善…
你一直在吃安眠藥嗎…吃幾年了？
有10年了吧？
不吃藥我睡不著，更難受。
吃飽也會比較好睡…
你每天晚上都吃太多泡麵和甜麵包了啦。
暴飲暴食、每天靠藥物入睡、全身無力…
這應該又是別種病了…
我在精神科醫院住院過，
也住過復健機構，但都治不好。

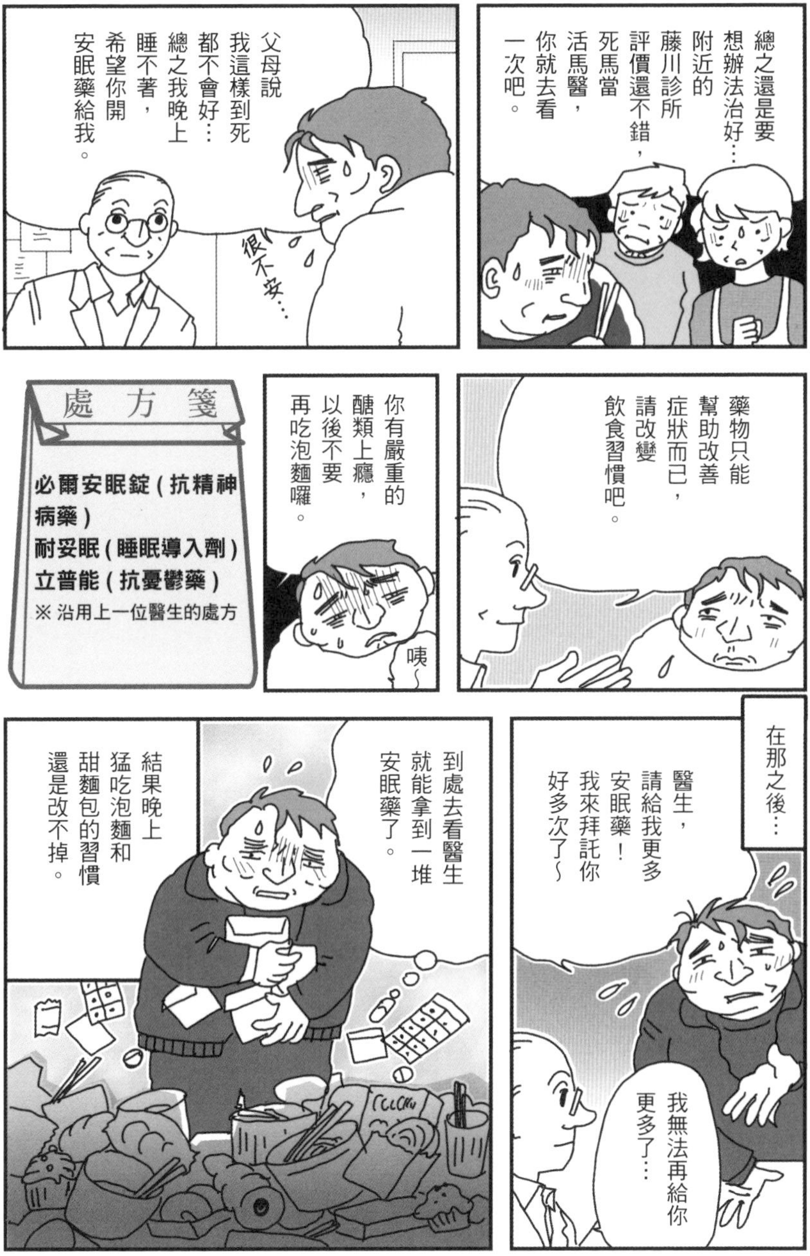
總之還是要想辦法治好……
附近的藤川診所評價還不錯，死馬當活馬醫，你就去看一次吧。
父母說我這樣到死都不會好⋯總之我晚上睡不著，希望你開安眠藥給我。
很不安⋯
藥物只能幫助改善症狀而已，請改變飲食習慣吧。
你有嚴重的醣類上癮，以後不要再吃泡麵囉。
咦~
處方箋
必爾安眠錠（抗精神病藥）
耐妥眠（睡眠導入劑）
立普能（抗憂鬱藥）
※沿用上一位醫生的處方
在那之後……
醫生，請給我更多安眠藥！我來拜託你好多次了~
我無法再給你更多了……
到處去看醫生就能拿到一堆安眠藥了。
結果晚上猛吃泡麵和甜麵包的習慣還是改不掉。

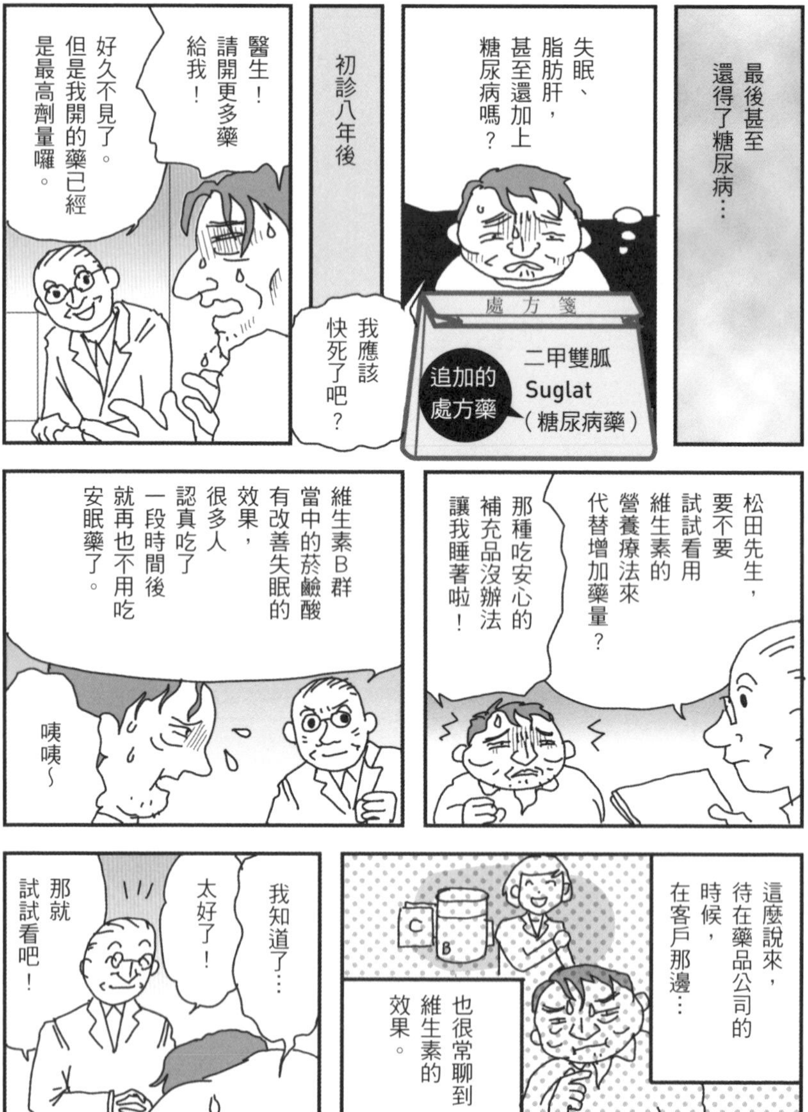
最後甚至還得了糖尿病……
失眠、脂肪肝，甚至還加上糖尿病嗎？
處方箋
二甲雙胍 Suglat（糖尿病藥）
追加的處方藥
我應該快死了吧？
初診八年後
醫生！請開更多藥給我！
好久不見了。但是我開的藥已經是最高劑量囉。
松田先生，要不要試試看用維生素的營養療法來代替增加藥量？
那種吃安心的補充品沒辦法讓我睡著啦！
維生素B群當中的菸鹼酸有改善失眠的效果，很多人認真吃了一段時間後就再也不用吃安眠藥了。
咦咦～
這麼說來，待在藥品公司的時候，在客戶那邊……
C
B
也很常聊到維生素的效果。
我知道了……
太好了！
那就試試看吧！

松田先生的改善方法 比起「不吃」藥和醣類，先「補充」營養

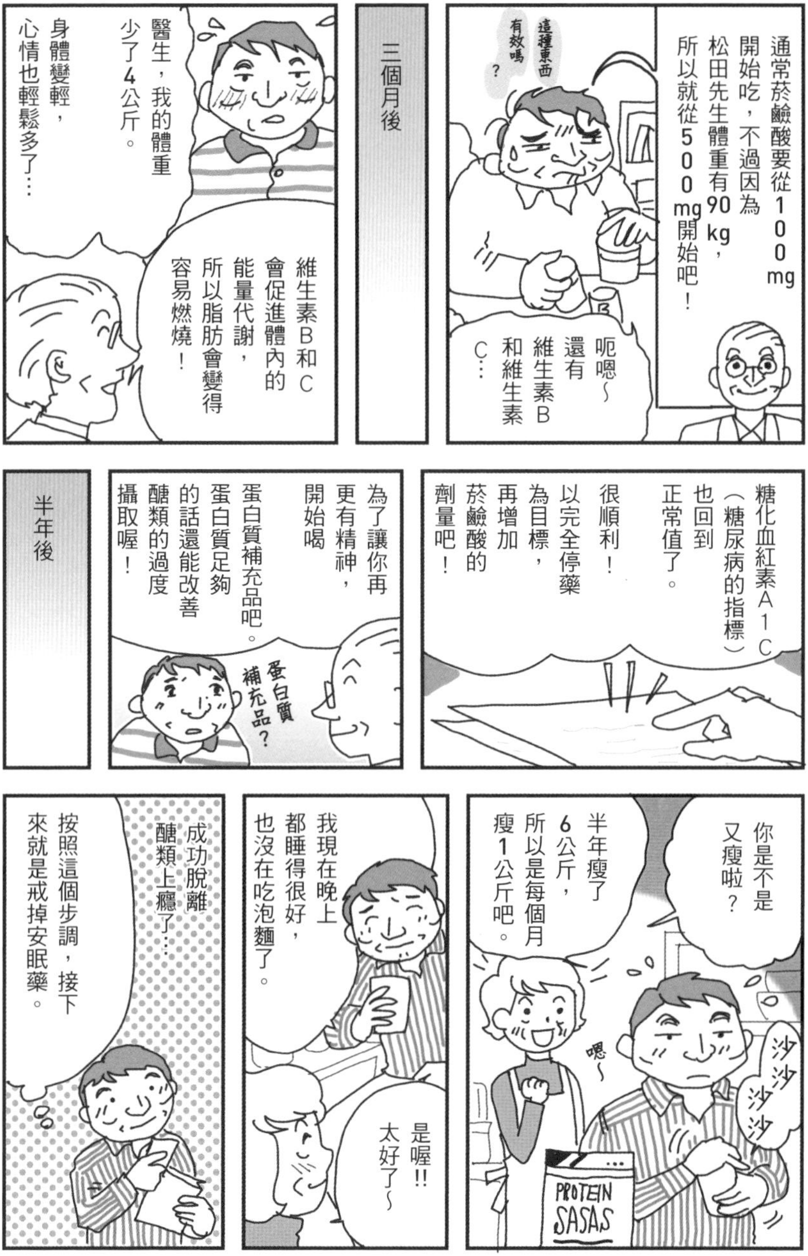
通常菸鹼酸要從100mg開始吃，不過因為松田先生體重有90kg，所以就從500mg開始吧！
這種東西有效嗎？
呃嗯～還有維生素B和維生素C…
三個月後
醫生，我的體重少了4公斤。
身體變輕，心情也輕鬆多了…
維生素B和C會促進體內的能量代謝，所以脂肪會變得容易燃燒！
糖化血紅素A1C（糖尿病的指標）也回到正常值了。
很順利！以完全停藥為目標，再增加菸鹼酸的劑量吧！
為了讓你再更有精神，開始喝蛋白質補充品吧。蛋白質足夠的話還能改善醣類的過度攝取喔！
蛋白質補充品？
半年後
你是不是又瘦啦？
半年瘦了6公斤，所以是每個月瘦1公斤吧。
嗯～
沙沙沙沙
PROTEIN SASAS
我現在晚上都睡得很好，也沒在吃泡麵了。
是喔!!太好了～
成功脫離醣類上癮了…
按照這個步調，接下來就是戒掉安眠藥。

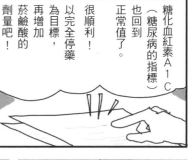

藤川醫生診斷

病例6

失眠＋憂鬱症的患者

因為憂鬱症而離職、暴飲暴食……是什麼樣的狀態？

松田先生（假名、40多歲男性）來到本診所已經是超過八年前的事了。

松田先生大學畢業後在一間製造藥品的大公司工作，但是卻因為生活極度繁忙而得到憂鬱症。35歲的時候他申請休職，開始嘗試治療，但一直無法復職，最後就這樣離職了。

離職後雖然憂鬱症治好了，但這次纏上松田先生的是對安眠藥的依賴。他有失眠和不安的問題，持續過著四處去看精神科診所，並且請醫生開安眠藥的日子。他來到我的診所時，第一句話也是「總之我睡不著，希望你開安眠藥給我。」

松田先生身邊的人都很擔心他依賴藥物的問題，雖然他住過精神科醫院和治療藥物依賴的復健機構，但是狀態都沒有改善。

得到糖尿病、依賴安眠藥，該怎麼治療？

在每間精神科診所都會有幾個像松田先生這樣，嚴重依賴藥物而且無法掙脫的患者。醫生普遍都會對這種患者無計可施。

除了嚴重的安眠藥依賴，松田先生也無法改掉半夜吃一堆泡麵和甜麵包的壞習慣，最後還得到了脂肪肝和糖尿病。體重增加到90公斤，身材變得極度肥胖，看起來就是很不健康的樣子。

我建議松田先生用維生素營養療法代替藥物，已經是距離初診八年後的事了。

這段期間內，我以品質上營養不良為著眼點的治療方法也進化了，我認為用維生素營養療法，治療像松田先生這樣的病例應該會有效果。

菸鹼酸能夠改善失眠，很多人認真吃了一段時間後，就再也不用吃安眠藥。

另外，攝取維生素B和維生素C促進能量代謝後，脂肪酸會更容易被當成能量來源利用，因此也能期待改善糖尿病的效果。

曾經在藥品公司上班的松田先生接受了我上述的說明，決定先從「攝取維生素來改善品質上的營養不良」開始重啟治療。

松田先生的治療過程……

治療的效果很快就出現了。三個月後松田先生跟我說他「身體變輕了。」事實上他的體重確實減少了4公斤。糖尿病的指標糖化血色素A1C也回到了正常值。

接下來為了讓松田先生脫離醣類上癮，我請他開始喝蛋白質補充品。攝取到足夠的蛋白質之後，想要攝取醣類的慾望就會下降，能夠防止半夜突然想吃泡麵和甜麵包的衝動。

在喝了蛋白質半年後，松田先生成功又減掉了6公斤。

雖然松田先生現在還在吃安眠藥，但已經不會再發生明明有吃藥卻

「睡不著」的情況。另外，他說不安感減輕了，看診的時候也很平靜。松田先生也順利戒掉了半夜吃泡麵的壞習慣，接下來的目標是慢慢減少安眠藥的藥量。

病例
6

「失眠＋憂鬱症」
松田先生的病歷

營養改善的內容

- 每餐都吃肉和蛋
- 戒掉宵夜（泡麵和甜麵包）
- 將三餐中的醣類（白飯、麵包和麵類）
  減少為平常食用量的一半

◎初診八年後

- 菸鹼酸 500mg　1 天 1 顆　晚
  ➡ 一個月後　1 天 2 顆　早晚各 1 顆
  ➡ 三個月後　1 天 3 顆　早午晚各 1 顆
- 維生素 B 50mg　1 天 2 顆　早晚各 1 顆
- 維生素 C 1000mg　1 天 3 顆　早午晚各 1 顆

◎再過了半年後

- 蛋白質補充品 1 天 40g　早晚各 20g

處方藥

- 必爾安眠錠（抗精神病藥）50mg×4 顆 ➡ 維持現狀
- 耐妥眠（睡眠導入劑）5mg×2 顆 ➡ 維持現狀
- 氟硝西泮（睡眠導入劑）2mg×1 顆 ➡ 維持現狀
- 立普能（抗憂鬱藥）100mg×1 顆 ➡ 維持現狀
- 二甲雙胍（糖尿病藥）250mg×6 顆 ➡ 維持現狀
- Suglat（糖尿病藥）50mg×1 顆 ➡ 維持現狀

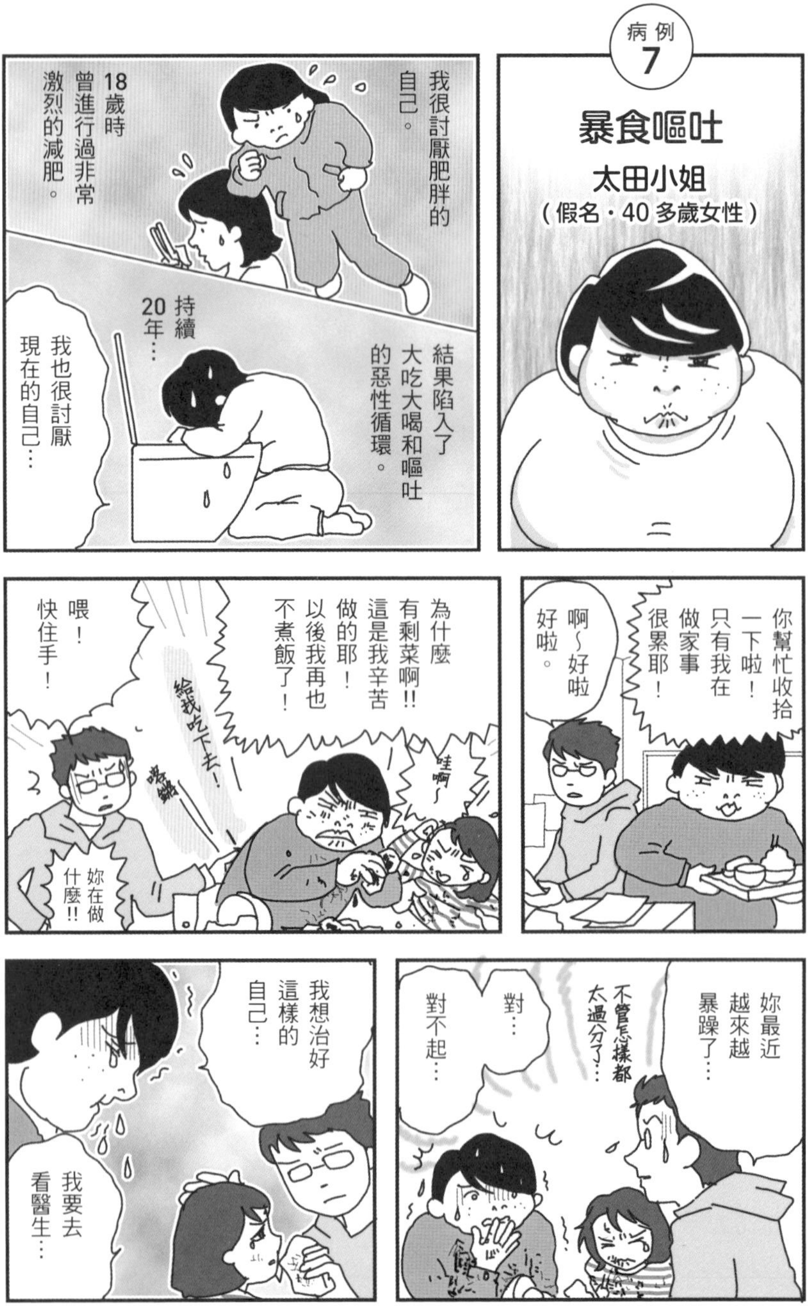
病例
7
暴食嘔吐
太田小姐
（假名・40多歲女性）
我很討厭肥胖的自己。
18歲時曾進行過非常激烈的減肥。
結果陷入了大吃大喝和嘔吐的惡性循環。
持續20年…
我也很討厭現在的自己…
你幫忙收拾一下啦！只有我在做家事很累耶！
啊～好啦好啦。
為什麼有剩菜啊!! 這是我辛苦做的耶！以後我再也不煮飯了！
給我吃下去！
喀鏘
哇啊～
喂！快住手！
妳在做什麼!!
妳最近越來越暴躁了…
不管怎樣都太過分了…
對…
對不起…
我想治好這樣的自己…
我要去看醫生…

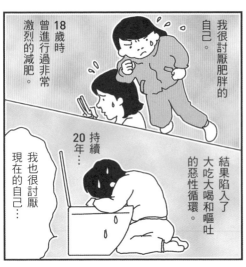

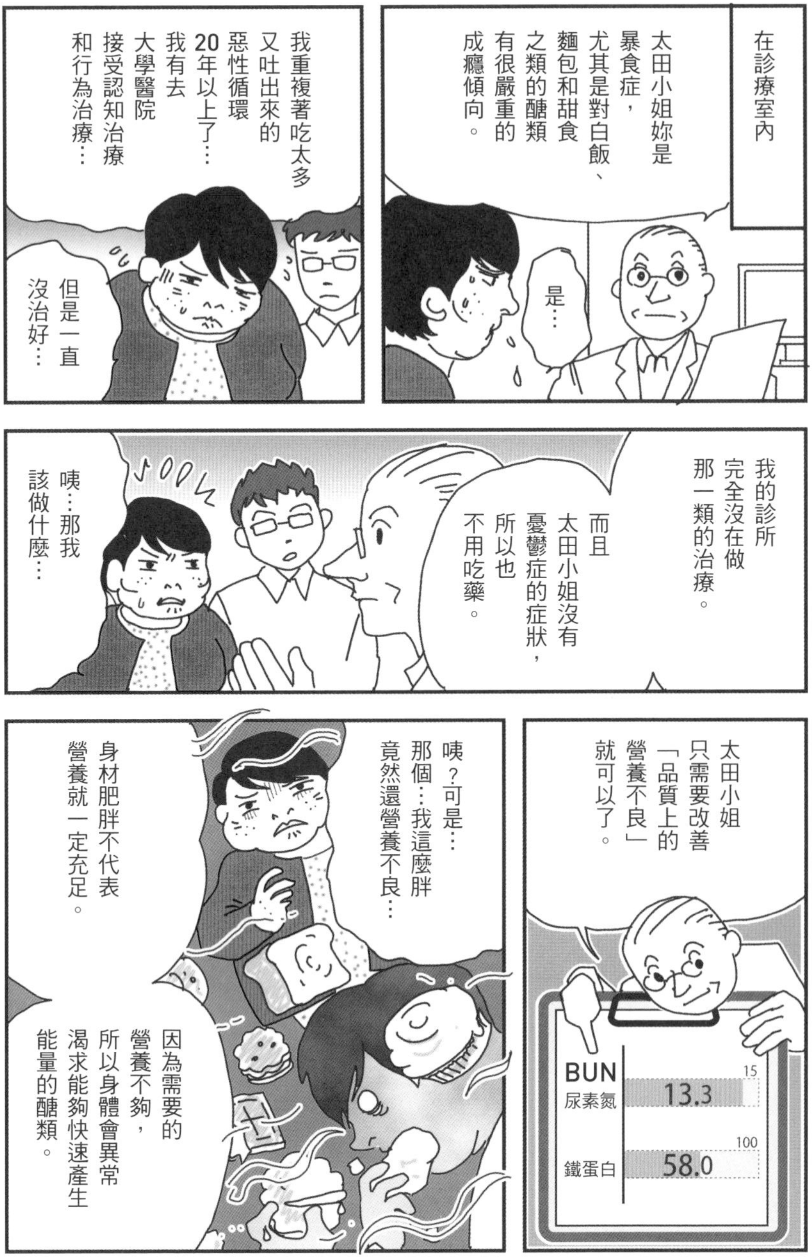
在診療室內
太田小姐妳是暴食症，尤其是對白飯、麵包和甜食之類的醣類有很嚴重的成癮傾向。
是…
我重複著吃太多又吐出來的惡性循環20年以上了…我有去大學醫院接受認知治療和行為治療…
但是一直沒治好…
我的診所完全沒在做那一類的治療。
而且太田小姐沒有憂鬱症的症狀，所以也不用吃藥。
咦…那我該做什麼…
太田小姐只需要改善「品質上的營養不良」就可以了。
BUN
尿素氮
15
13.3
100
鐵蛋白
58.0
咦?可是…那個…我這麼胖竟然還營養不良…
身材肥胖不代表營養就一定充足。
因為需要的營養不夠，所以身體會異常渴求能夠快速產生能量的醣類。

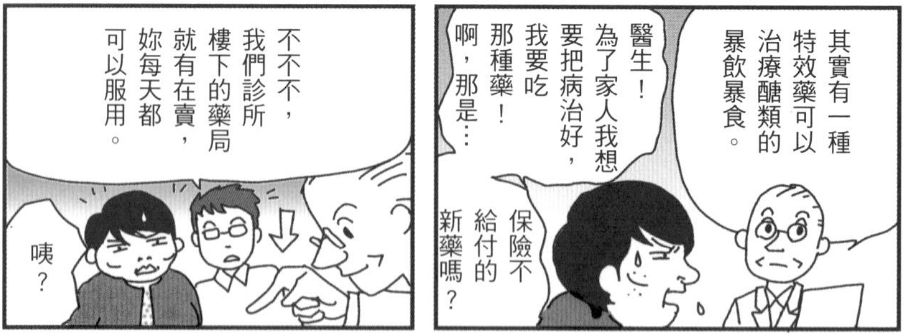
其實有一種特效藥可以治療醣類的暴飲暴食。
醫生！為了家人我想要把病治好，我要吃那種藥！
啊，那是…
保險不給付的新藥嗎？
不不不，我們診所樓下的藥局就有在賣，妳每天都可以服用。
咦？

太田小姐的改善方法 用蛋白質減低想猛吃醣類的慾望

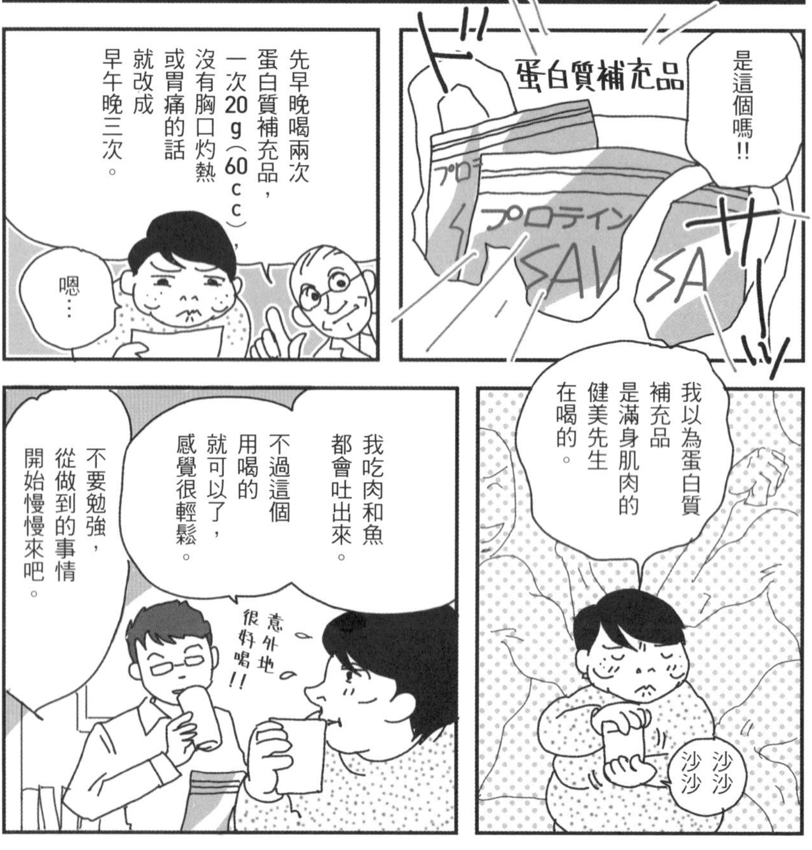
蛋白質補充品
是這個嗎!!
プロ
プロテイン
先早晚喝兩次蛋白質補充品，一次20g（60cc），沒有胸口灼熱或胃痛的話就改成早午晚三次。
嗯…
我以為蛋白質補充品是滿身肌肉的健美先生在喝的。
沙沙
沙沙
我吃肉和魚都會吐出來。
不過這個用喝的就可以了，感覺很輕鬆。
意外地很好喝!!
不要勉強，從做到的事情開始慢慢來吧。

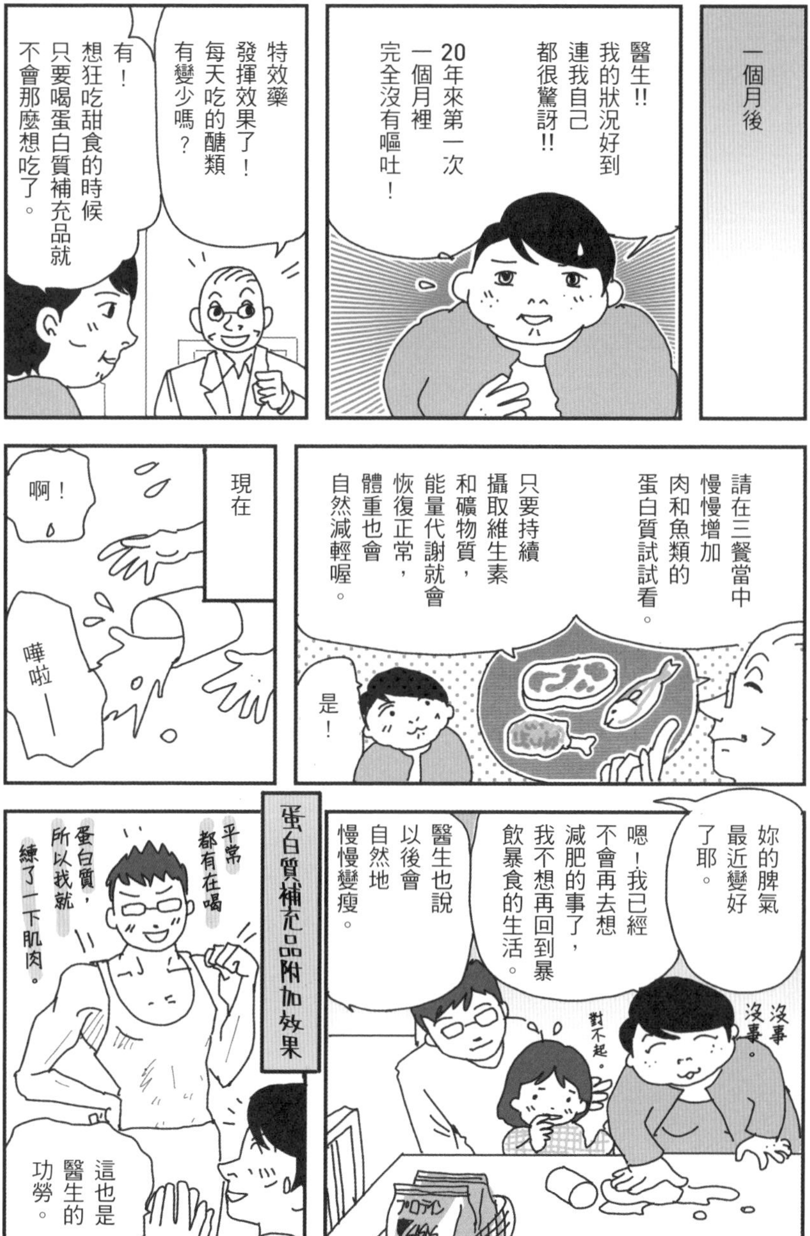
一個月後
醫生!!我的狀況好到連我自己都很驚訝!!
20年來第一次一個月裡完全沒有嘔吐!
特效藥發揮效果了!每天吃的醣類有變少嗎?
有!想狂吃甜食的時候只要喝蛋白質補充品就不會那麼想吃了。
請在三餐當中慢慢增加肉和魚類的蛋白質試試看。
只要持續攝取維生素和礦物質,能量代謝就會恢復正常,體重也會自然減輕喔。
是!
現在
啊!
嘩啦——
妳的脾氣最近變好了耶。
嗯!我已經不會再去想減肥的事了,我不想再回到暴飲暴食的生活。
醫生也說以後會自然地慢慢變瘦。
沒事沒事。
對不起。
プロテイン
蛋白質補充品附加效果
平常都有在喝蛋白質,所以我就練了一下肌肉。
這也是醫生的功勞。

藤川醫生診斷

病例7

暴食嘔吐的患者

在18歲的時候得到飲食障礙……是什麼樣的狀態？

太田小姐（假名、40多歲女性）已經被飲食障礙折磨20年以上了。發病的時間點是在她18歲的時候。太田小姐當時正在進行激烈的減肥，但因為控制不住食慾，所以反而陷入了「吃一大堆，再強迫自己吐出來」這種暴食與嘔吐的惡性循環。

結婚生子後，太田小姐仍然持續著暴食與嘔吐的循環，一個月裡大約會有三次大吃大喝之後又嘔吐的情況。太田小姐為了停止這種惡性循環，也有去大學醫院接受過認知治療和行為治療，但是她說並沒有感受到成效。

太田小姐在暴食的時候，經常會一口氣吃一堆甜麵包等甜食，平常的三餐也是以麵包、麵類和白飯等的醣類為主食。

無法停止暴食與嘔吐，每天脾氣都很暴躁。該怎麼治療？

太田小姐會來到我的診所，是因為對她心浮氣躁的模樣感到擔心的家人在網路上看到了我的部落格文章。太田小姐的願望是「想停止暴食與嘔吐的惡性循環」、「希望自己不要再對孩子發脾氣」。

看完診之後，因為除了飲食障礙以外，沒有看到憂鬱症之類的症狀，所以我認為太田小姐不需要吃藥。

血液檢查的結果，BUN為13.3mg／dl，鐵蛋白為58 ng／ml。很明顯是蛋白質和鐵質都不夠的「品質上的營養不良」。

太田小姐身上的這些症狀，其實只要改善營養狀態就會快速消失。充分攝取蛋白質能夠抑制想狂吃醣類的慾望。如果再攝取維生素B和維生素C促進能量代謝，讓脂肪酸更容易被當作能量來源利用的話，治療效果又會更好。

這裡的重點在於，不只是要養成三餐低醣類、高蛋白質的習慣，還必須頻繁地喝蛋白質補充品。只靠著肉和蛋就攝取到足夠的蛋白質並不容易，尤其是女性的食量小，因此會更困難。關於這點，只要在吃飯時多喝一杯蛋白質補充品就能輕鬆補足蛋白質，想大吃大喝的慾望也會逐步減退。

我請太田小姐先從一天喝三次，每天10公克，合計30公克的蛋白質開始，如果喝起來沒有問題，就增加為一天喝三次，每次20公克，合計60公克。分成三次來喝，是因為蛋白質吸收代謝的速度很快，必須一天內少量多次地喝才能讓蛋白質持續發揮效果。

附帶一提，醣類要到小腸才會被消化，所以吃下去之後想勉強嘔吐還是吐得出來。但是蛋白質在胃裡就會被消化吸收，所以就算想吐也吐不出來。

另外，我還請太田小姐要吃營養補充品來攝取鐵質、維生素B、維生素C和維生素E，並且開了鐵劑和鋅劑給她。

太田小姐的治療過程……

治療的效果非常顯著。一個月後來回診的太田小姐露出了開朗的表情跟我說「我過去這一個月都沒有暴食和嘔吐」。煩躁的感覺也消失了，她非常開心地說著「我的狀況好到連我自己都很驚訝」。

現在太田小姐也能夠控制想吃醣類的慾望，覺得想吃甜食的時候，只要喝蛋白質補充品就不會想吃了。

太田小姐家裡每天的三餐正在逐漸轉變成以肉和蛋為主食的高蛋白質餐點，回診過後她的體重似乎也有繼續慢慢減輕。

另外，害怕變胖的人當中有一些人會擔心「喝了蛋白質補充品不會變胖嗎？」「不會變得滿身肌肉嗎？」其實喝蛋白質會有飽足感，反而會讓人少吃很多醣類，而且蛋白質還會提高能量代謝的效率，讓身體更容易瘦下來。還有，只要不做重度的肌肉訓練搭配大量的蛋白質補充品，就不會變得滿身肌肉，請各位放心。

病例
7

「暴食嘔吐」太田小姐的病歷

營養改善的內容

・先利用蛋白質補充品補足蛋白質

1天40g　早晚各20g

習慣後增加為1天60g　早午晚各20g

・每餐都吃肉和蛋

・三餐中的醣類減少為平常食用量的一半

・螯合鐵36mg　1天2顆　晚

・維生素B 50mg　1天2顆　早晚各1顆

・維生素C 1000mg　1天3顆　早午晚各1顆

・維生素E 400IU　1天1顆　早

・富鐵(補鐵的處方藥)　1天1顆　晚

・Promac D(補鋅的處方藥)75mg

1天2顆　早晚各1顆

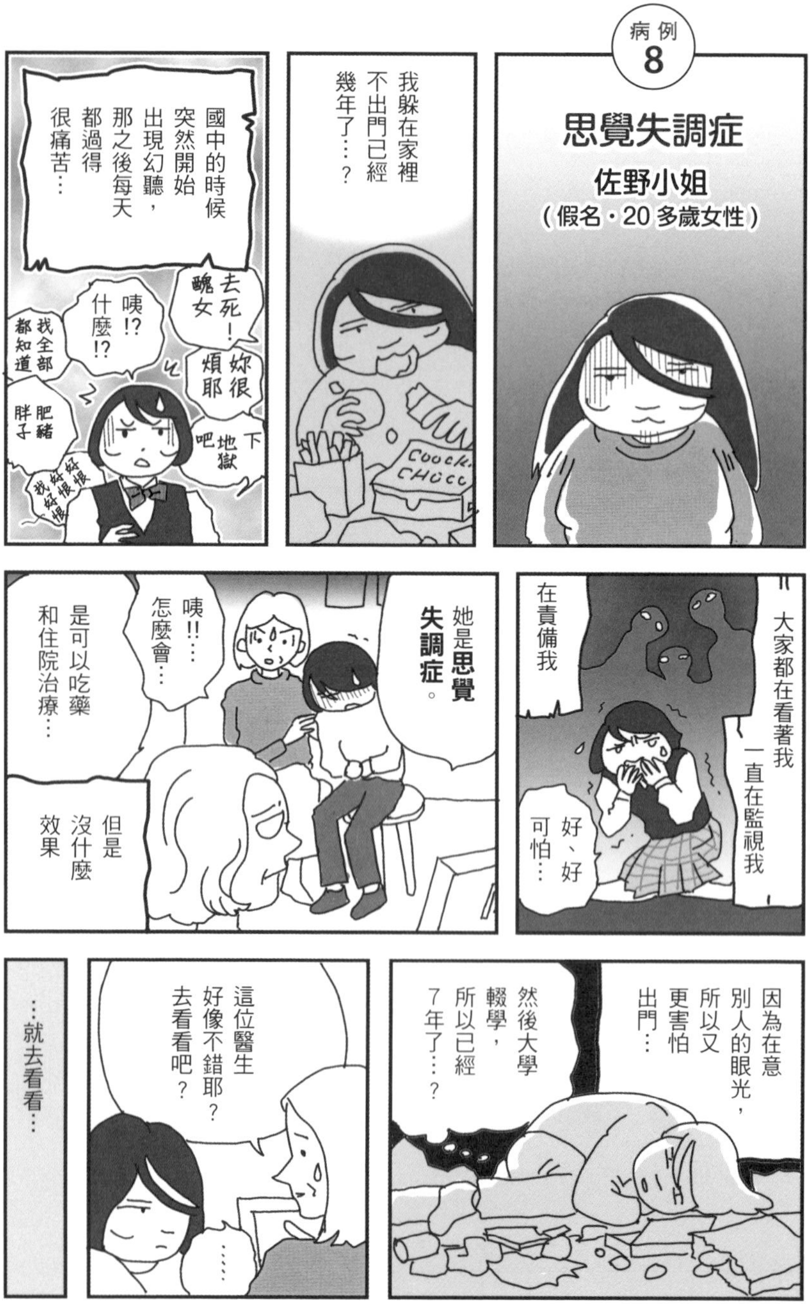
病例
8
思覺失調症
佐野小姐
（假名・20 多歲女性）
我躲在家裡不出門已經幾年了…？
國中的時候突然開始出現幻聽，那之後每天都過得很痛苦…
去死！醜女
妳很煩耶
下地獄吧
咦!?什麼!?
我全部都知道
肥豬胖子
好恨好恨我好恨
大家都在看著我
一直在監視我
在責備我
好、好可怕…
她是思覺失調症。
咦!!…怎麼會…
是可以吃藥和住院治療…
但是沒什麼效果
因為在意別人的眼光，所以又更害怕出門…
然後大學輟學，所以已經7年了…？
這位醫生好像不錯耶？去看看吧？
……
…就去看看…

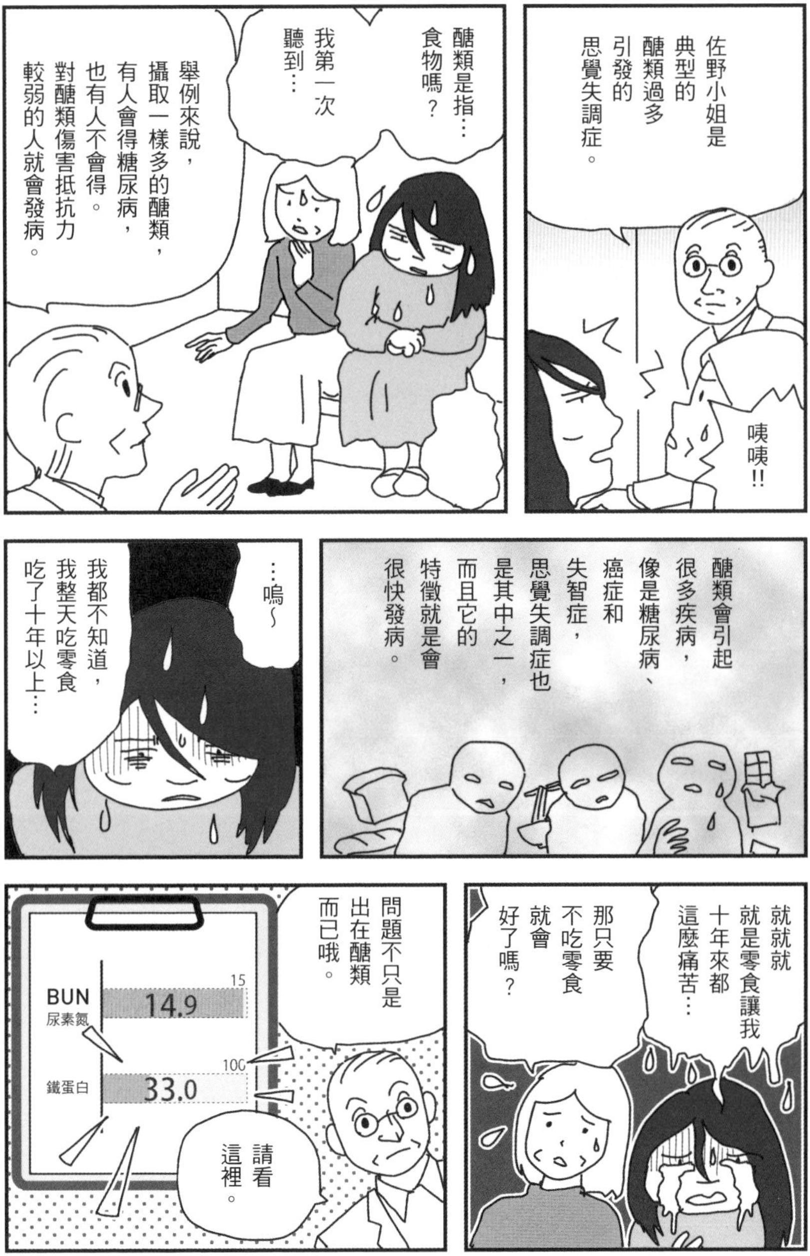
佐野小姐是典型的醣類過多引發的思覺失調症。
咦咦!!
醣類是指…食物嗎？
我第一次聽到…
舉例來說，攝取一樣多的醣類，有人會得糖尿病，也有人不會得。對醣類傷害抵抗力較弱的人就會發病。
醣類會引起很多疾病，像是糖尿病、癌症和失智症，思覺失調症也是其中之一，而且它的特徵就是會很快發病。
…嗚～
我都不知道，我整天吃零食吃了十年以上…
就就就就是零食讓我十年來都這麼痛苦…
那只要不吃零食就會好了嗎？
問題不只是出在醣類而已哦。
BUN
尿素氮
15
14.9
100
鐵蛋白
33.0
請看這裡。

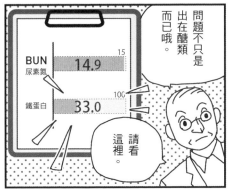

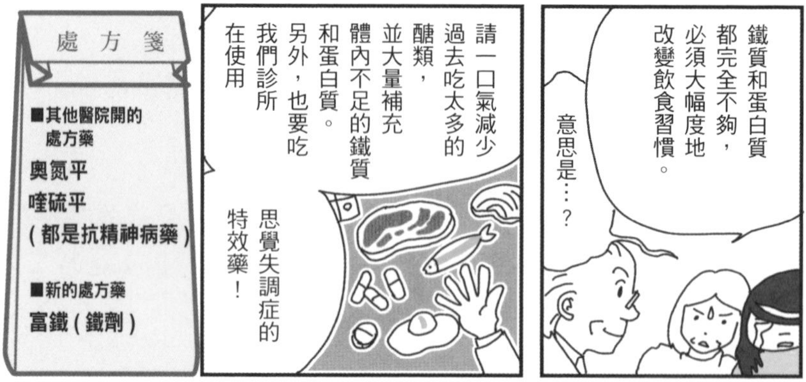

鐵質和蛋白質都完全不夠，必須大幅度地改變飲食習慣。
意思是…？
請一口氣減少過去吃太多的醣類，並大量補充體內不足的鐵質和蛋白質。另外，也要吃我們診所在使用
思覺失調症的特效藥！
處方箋
■其他醫院開的處方藥
奧氮平
喹硫平
（都是抗精神病藥）
■新的處方藥
富鐵（鐵劑）

佐野小姐的改善方法 菸鹼酸＋輕微醣類限制，以減藥為目標

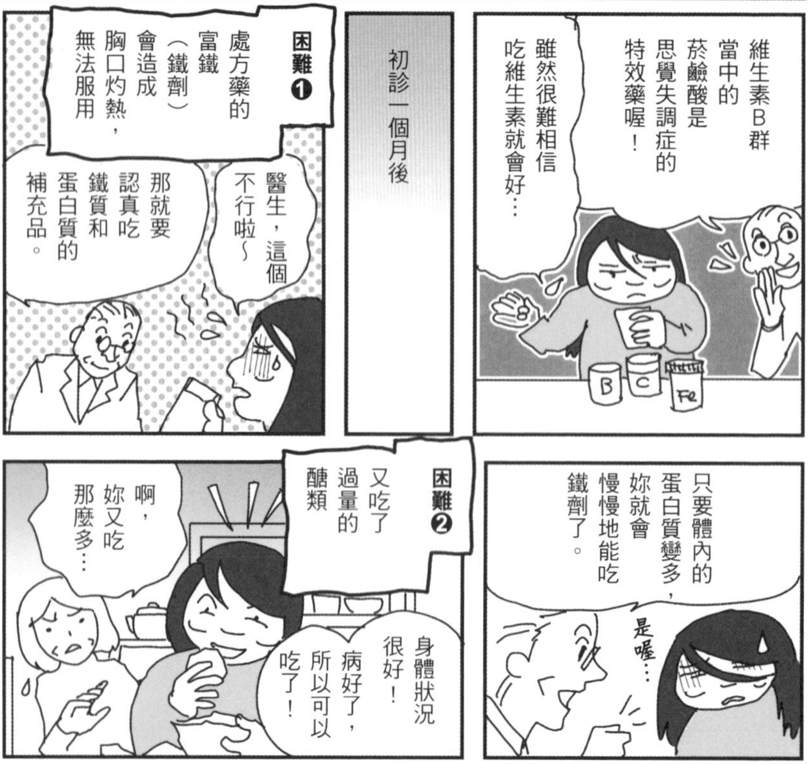

維生素B群當中的菸鹼酸是思覺失調症的特效藥喔！
雖然很難相信吃維生素就會好…
B
C
Fe
初診一個月後
困難❶
處方藥的富鐵（鐵劑）會造成胸口灼熱，無法服用
醫生，這個不行啦～
那就要認真吃鐵質和蛋白質的補充品。
只要體內的蛋白質變多，妳就會慢慢地能吃鐵劑了。
是喔…
困難❷
又吃了過量的醣類
身體狀況很好！病好了，所以可以吃了！
啊，妳又吃那麼多…

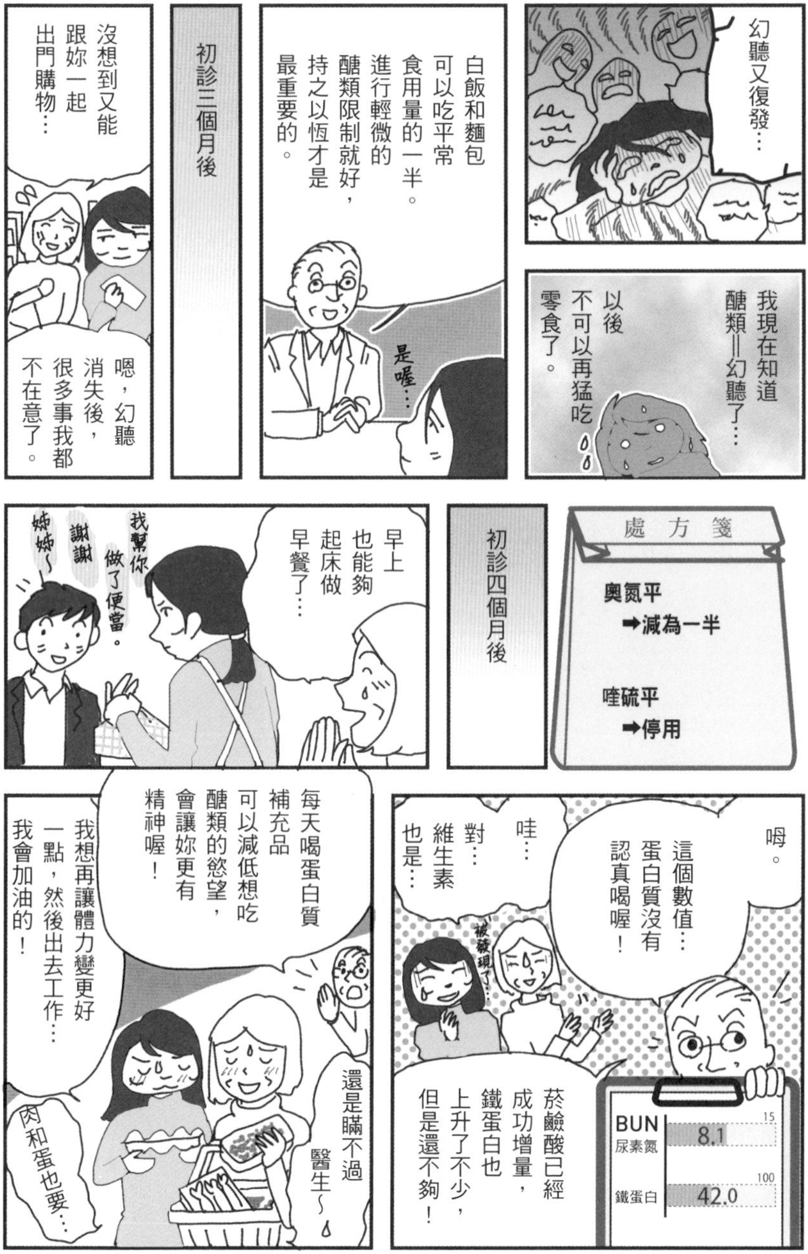
幻聽又復發…
我現在知道醣類＝幻聽了…
以後不可以再猛吃零食了。
白飯和麵包可以吃平常食用量的一半。進行輕微的醣類限制就好，持之以恆才是最重要的。
是喔…
初診三個月後
沒想到又能跟妳一起出門購物…
嗯，幻聽消失後，很多事我都不在意了。
處方箋
奧氮平
➡減為一半
喹硫平
➡停用
初診四個月後
早上也能夠起床做早餐了…
我幫你做了便當。
謝謝
姊姊～
唔。
這個數值…蛋白質沒有認真喝喔！
哇…
對…維生素也是…
被發現了…
菸鹼酸已經成功增量，鐵蛋白也上升了不少，但是還不夠！
BUN
尿素氮
8.1
15
鐵蛋白
42.0
100
每天喝蛋白質補充品可以減低想吃醣類的慾望，會讓妳更有精神喔！
還是瞞不過醫生～
我想再讓體力變更好一點，然後出去工作…
我會加油的！
肉和蛋也要…

藤川醫生診斷

病例 8

思覺失調症的患者

最開始的症狀是幻聽。吃藥和住院治療都沒用……是什麼樣的狀態？

佐野小姐（假名、20多歲女性）在念國中的時候開始會幻聽，之後還出現了「周圍的人都在監視我」這種被注視的妄想。

這些是很典型的思覺失調症的症狀。

思覺失調症是總人口1%的人會得到的疾病。大多在10幾歲到20幾歲發病，會出現幻覺、幻聽和妄想等症狀，患者會逐漸變得自閉，甚至還有可能會變成廢人狀態。醫界普遍都認為很難治好，必須吃一輩子的藥。一般隨著時間過去，患者會越來越難在社會上生存。

關於思覺失調症，我認為體質上容易受到醣類對身心傷害的人較容易發病。

攝取過多醣類的時候，有人會得糖尿病，也有人不會得，這是因為容易受到醣類傷害的人才會得糖尿病。糖尿病的發病時間大約是在50幾歲。同樣地，容易受到醣類傷害的人當中，體質對醣類的抵抗力又特別弱的人，如果持續攝取過量的醣類，就會在10～20幾歲時得到思覺失調症。

思覺失調症發病後，如果還是持續攝取過量的醣類，腦內的神經細胞將會逐漸脫落。因此在發病早期立刻減少醣類是非常重要的。思覺失調症的患者還有只要減少醣類攝取，幻聽症狀就會減輕的傾向，相反地如果一口氣吃下一大堆甜麵包等醣類，幻聽症狀就會變嚴重。

無法出門，就這樣七年過去。被醫生說無法治好的疾病，該怎麼治療？

佐野小姐大學輟學後，過了將近七年躲在家裡的生活。在看診的時候，她說她從以前就很喜歡吃甜食，開始躲在家裡後也是每天都吃一大堆零食。我懷疑她是典型的因為醣類過多而引發的思覺失調症。

血液檢查的結果，BUN為14．9mg／dl，鐵蛋白為33ng／ml，很明顯蛋白質和鐵質都不夠。

於是，我讓佐野小姐繼續服用之前醫院開的兩種抗精神病藥，同時請她限制醣類，養成在吃飯時攝取大量蛋白質的習慣。雖然說要限制醣類，但是醣類很難立刻就戒掉，所以我要求她做的是「不吃有加砂糖的食物」、「白米和小麥之類的主食，減少為平常食用量的一半」這種容易實踐的「輕微醣類限制」。

除此之外，為了解決貧血問題，我開了鐵劑處方，另外也請佐野小姐每天要服用500mg的菸鹼酸（維生素B_3）補充品，這是在我的診所治療思覺失調症的第一選擇。

菸鹼酸在國外有用來治療思覺失調症的案例，我的診所也有很多患者在服用之後有看見效果。

佐野小姐的治療過程……

佐野小姐因為過著長年醣類過多的生活，所以消化器官變得很虛弱，吃了鐵劑後會導致胸口灼熱，因此無法持續服用。於是在初診一個月後，我把鐵劑換成了對腸胃比較溫和的螯合鐵補充品。

初診過了三個月後，幻聽消失，被注視的妄想也減輕了，佐野小姐的狀況好到還能跟媽媽一起出門購物。於是我讓她停用一種抗精神病藥，另一種則是減為一半的藥量。

接著在初診四個月後，佐野小姐變得更有精神，恢復到能夠自己起床做早餐了。

佐野小姐現在還有持續來診所看診。雖然偶爾還是會因為吃太多醣類而讓病情惡化，但因為她有在持續攝取菸鹼酸、鐵質和蛋白質，所以只需要少量的藥就能抑制症狀。

病例 8

「思覺失調症」佐野小姐的病歷

營養改善的內容

- 三餐中的醣類減少為平常食用量的一半
- 每餐都吃肉和蛋
- 不吃任何零食
- 富鐵(補鐵的處方藥)1 顆 × 晚

  ➡很快就無法服用，所以停用
- 菸鹼酸 500mg　1 天 1 顆　晚

  一個月後 500mg　1 天 3 顆　早午晚各 1 顆
- 蛋白質補充品 1 天 40g　早晚各 20g

  習慣後 1 天 60g　早午晚各 20g　三個月後開始時常飲用
- 螯合鐵 36mg　1 天 2 顆　晚
- 維生素 B 50mg　1 天 2 顆　早晚各 1 顆

  三個月後開始時常服用
- 維生素 C 1000mg　1 天 3 顆　早午晚各 1 顆

  三個月後開始時常服用
- 維生素 E 400IU　1 天 1 顆　早　三個月後開始時常服用

處方藥

- 奧氮平 5mg

  ➡三個月後減為 2.5mg
- 喹硫平 50mg

  ➡三個月後停用

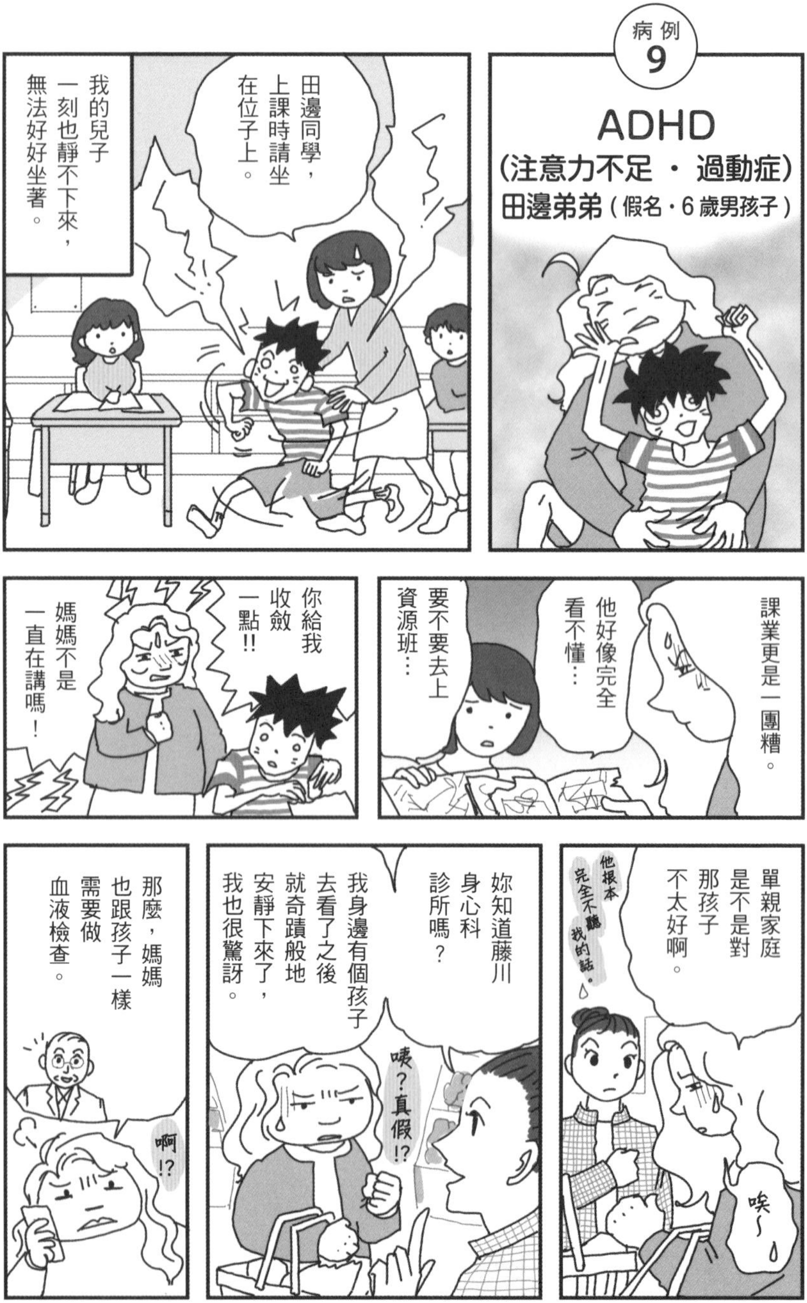
病例 9
ADHD
(注意力不足・過動症)
田邊弟弟(假名・6歲男孩子)
田邊同學,上課時請坐在位子上。
我的兒子一刻也靜不下來,無法好好坐著。
課業更是一團糟。
他好像完全看不懂…
要不要去上資源班…
你給我收斂一點!!
媽媽不是一直在講嗎!
單親家庭是不是對那孩子不太好啊。
他根本完全不聽我的話。
唉~
妳知道藤川身心科診所嗎?
我身邊有個孩子去看了之後就奇蹟般地安靜下來了,我也很驚訝。
咦?真假!?
那麼,媽媽也跟孩子一樣需要做血液檢查。
啊!?

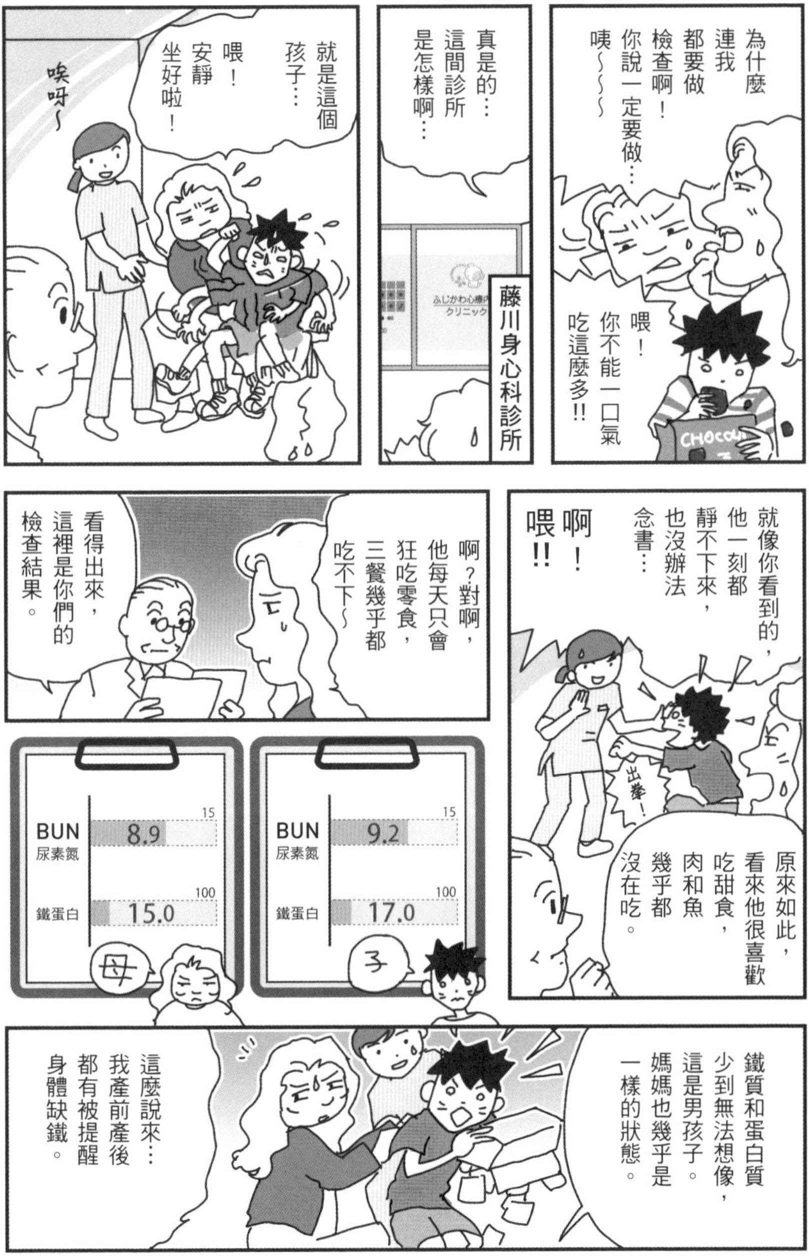
為什麼連我都要做檢查啊！你說一定要做…咦～～～
喂！你不能一口氣吃這麼多!!
真是的…這間診所是怎樣啊…
藤川身心科診所
就是這個孩子…
喂！安靜坐好啦！
唉呀～
就像你看到的，他一刻都靜不下來，也沒辦法念書…
啊！
喂!!
出拳！
原來如此，看來他很喜歡吃甜食，肉和魚幾乎都沒在吃。
啊？對啊，他每天只會狂吃零食，三餐幾乎都吃不下～
看得出來，這裡是你們的檢查結果。
BUN
尿素氮
9.2
15
鐵蛋白
17.0
100
子
BUN
尿素氮
8.9
15
鐵蛋白
15.0
100
母
鐵質和蛋白質少到無法想像，這是男孩子。媽媽也幾乎是一樣的狀態。
這麼說來…我產前產後都有被提醒身體缺鐵。

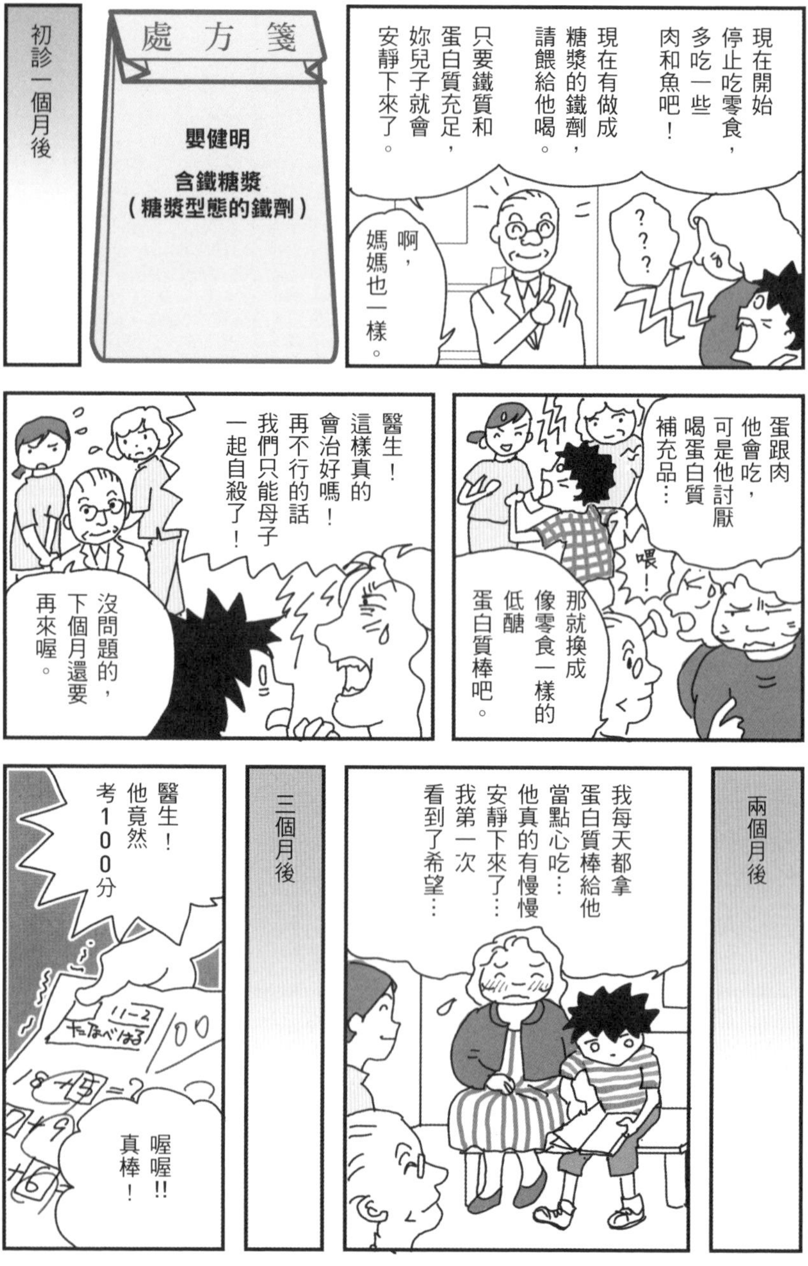
現在開始停止吃零食，多吃一些肉和魚吧！
現在有做成糖漿的鐵劑，請餵給他喝。
只要鐵質和蛋白質充足，妳兒子就會安靜下來了。
？？？
啊，媽媽也一樣。
處方箋
嬰健明
含鐵糖漿
（糖漿型態的鐵劑）
初診一個月後
蛋跟肉他會吃，可是他討厭喝蛋白質補充品…
喂！
那就換成像零食一樣的低醣蛋白質棒吧。
醫生！這樣真的會治好嗎！再不行的話我們只能母子一起自殺了！
沒問題的，下個月還要再來喔。
兩個月後
我每天都拿蛋白質棒給他當點心吃…他真的有慢慢安靜下來了…我第一次看到了希望…
三個月後
醫生！他竟然考100分
喔喔!!真棒！

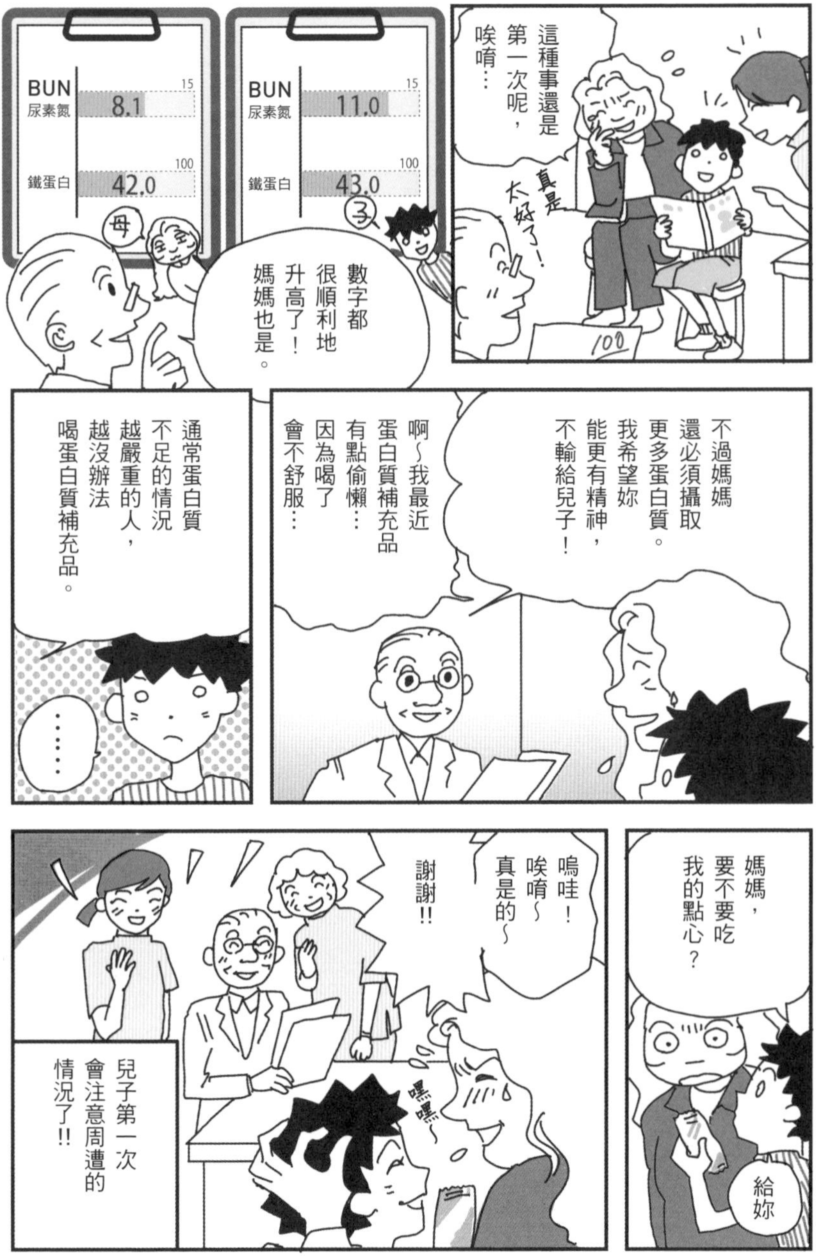
這種事還是第一次呢，唉唷…
真是太好了！
100
BUN
尿素氮
15
8.1
鐵蛋白
100
42.0
母
BUN
尿素氮
15
11.0
鐵蛋白
100
43.0
子
數字都很順利地升高了！媽媽也是。
不過媽媽還必須攝取更多蛋白質。我希望妳能更有精神，不輸給兒子！
啊～我最近蛋白質補充品有點偷懶…因為喝了會不舒服…
通常蛋白質不足的情況越嚴重的人，越沒辦法喝蛋白質補充品。
……
媽媽，要不要吃我的點心？
給妳
嗚哇！唉唷～真是的～謝謝!!
嘿嘿～
兒子第一次會注意周遭的情況了!!

藤川醫生診斷

病例 9

ADHD的孩子和貧血的媽媽的患者

整個人躁動到上課時也無法坐在位子上……是什麼樣的狀態？

被媽媽帶來診所的田邊弟弟（假名、6歲男孩子）是重度的ADHD（注意力不足過動症）患者。上課時無法好好坐著，成績也一塌糊塗。因為平常怎麼罵都講不聽，讓媽媽非常苦惱，聽說是媽媽的朋友在這時候推薦了我的診所給她。

到目前為止，來我的診所看過病的ADHD和LD（學習障礙）的孩子們，全部都有鐵蛋白數值很低的特徵。因此，我認為鐵質不足或許就是ADHD和LD的原因。缺鐵的話會引發令雙腿麻癢躁動的不寧腿症候群，看著ADHD的孩子無法安靜下來的樣子，我覺得也有相似的地方。

附帶一提，ADHD是好發於男孩子身上的疾病。患者數的男女比例大約是男孩3～4人比女孩1人。我認為會發生這種差異的原因，在於男孩子對於鐵質不足比較沒有抵抗力。女性會碰到月經和生產而導致體內鐵質流失，而男性雖然不容易缺鐵，但是一旦鐵質不夠的時候就會無法負荷，因此身心容易出現異常。男孩子的鐵蛋白數值只要低於50ng／ml就是最重度的鐵質不足，必須補充鐵質。

母子的飲食習慣都以醣類為主，該怎麼治療？

一般孩子來初診的時候，我也會觀察媽媽的樣子。田邊弟弟的媽媽有點肥胖、臉色不太好，看診時也會很不耐煩地問著「我家孩子治得好嗎？」當我請媽媽一起做血液檢查的時候，她一臉很詫異地問著「有必要嗎？」但因為通常親子的飲食習慣會很相似，所以我認為還是要一起做血液檢查，掌握飲食的傾向比較好。

血液檢查的結果，媽媽的BUN為8.9mg／dl，鐵蛋白為15ng／ml；田邊弟弟的BUN為9.2mg／dl，鐵蛋白則是17ng／ml。兩人的數值都很低，看得出來他們平時的三餐醣類過多且蛋白質不足，而且兩人的鐵蛋白數值都可以說是貧血的程度。尤其6歲男孩子的鐵蛋白低於20ng／ml是非常大的問題，會得到ADHD一點也不奇怪。

田邊弟弟在看診的時候也完全靜不下來，是必須盡快早期治療的狀態。

我詢問他們的飲食習慣後，媽媽跟我說田邊弟弟很喜歡吃零食，導致三餐都吃不下，肉和蛋也幾乎沒在吃。媽媽的飲食習慣似乎也多偏重於醣類。

於是，我請媽媽盡可能別讓田邊弟弟吃零食，並且積極地讓他多吃肉和蛋，平常還要讓他喝蛋白質補充品，而媽媽也要做一樣的事情。另外我還開了小孩子會喜歡喝的糖漿鐵劑給媽媽。

田邊弟弟的治療過程……

初診一個月後，田邊弟弟的情況並沒有太大的變化。雖然媽媽有努力讓他吃比平常更多的肉和蛋，但是看起來吃的量還不夠。媽媽還跟我說田邊弟弟不喜歡喝蛋白質補充品。

的確有不少人會抱怨蛋白質補充品「不合胃口」、「不好喝」。於是我請媽媽改買低醣的蛋白質棒給田邊弟弟當點心吃。

初診兩個月後，田邊弟弟看診時能安靜地坐在椅子上了。媽媽說他在候診室裡也是乖乖坐著看書。想到田邊弟弟之前不停四處奔跑的樣子，現在能這樣真的是很大的轉變。在初診三個月後，田邊弟弟已經能夠好好坐著聽人講話，在學校的考試成績也有大幅的進步。再做一次血液檢查後，發現田邊弟弟的鐵蛋白數值升到了43 ng／ml，很順利地在慢慢增加中。

小孩子會缺蛋白質和缺鐵，通常是因為家長沒有好好管理平常的飲食內容。我希望各位家長能夠盡量讓孩子多吃肉和蛋。如果孩子會偏食，或許可以考慮像田邊弟弟一樣，利用蛋白質棒來補充蛋白質。

病例
9

「ADHD的孩子和貧血的媽媽」的病歷

營養改善的內容

◎初診後

孩子 & 媽媽

- 不吃有加砂糖的零食
- 醣類(白飯、麵包和麵類)減少為平常食用量的一半
- 每餐都吃肉和蛋
- 蛋白質補充品　1天60g　早午晚各20g
- 螯合鐵36mg　1天3顆　晚

◎一個月後

孩子

- 蛋白質補充品➡換成蛋白質棒
- 嬰健明含鐵糖漿(補鐵的處方藥)　10 ml× 早晚

媽媽

- 富鐵(補鐵的處方藥)　1顆 × 晚

後記

我在本書中具體介紹了我是以什麼樣的想法在做治療，以及補充營養會如何讓心理疾病慢慢痊癒，並且還舉了一些病例出來分享給大家。

大致看過一遍的人，一定可以自行重新審視自己的營養狀態。擔心「醫院太遠了，我沒辦法固定去看診」的人，也請仔細閱讀這本書，然後開始著手改善飲食習慣，並攝取營養補充品。

事實上，一直不斷有患者主動跟我報告說，他們看了我的書、部落格和臉書的貼文之後，靠自己的力量克服了憂鬱症和恐慌症等疾病。

本書中也有提到，如果覺得戒掉醣類很困難，不如就從「白飯和麵包減為一半，不碰甜的飲料和食物」這種程度輕微的醣類限制開始也沒關係。

另外，如果沒辦法每天吃下大量的高蛋白食品，只要多利用蛋白質補充品就行了。鐵質和維生素也是，如果從食物攝取到的量不夠，便宜又高品質的營養補充品就是你強力的夥伴。

我介紹的治療方法是以非常簡單的想法為基礎，任何人應該都能實踐。請各位務必積極地照著這些方法做做看。

相信各位一定能夠像書中病例介紹的患者一樣，實際感受到症狀的改善。

如果以拿起這本書為契機，各位的日常生活能夠有所好轉的話，身為治療人心的醫生，這就是我最大的喜悅。

２０１９年１月

藤川德美

營養補充品

針對蛋白質不足的病例

營養素名稱▶蛋白質（Protein）
產　　品▶患者可自由選擇粉末、蛋白棒類型等容易買到的商品

可改善蛋白質不足、醣類依存、飲食障礙之外，還能提高精神科治療藥物的效果。推薦使用吸收率好的「乳清蛋白」。
●建議服用方式：攝取「體重（Kg）×1」公克為標準。

失眠、不安、感覺統合失調的首選補充品

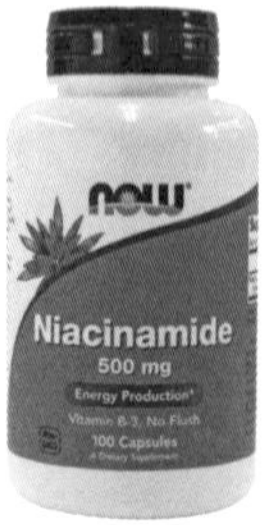

營養素名稱▶菸鹼酸（維生素 B3）
產　　品▶ NOW FOODS
Niachinamide 菸鹼醯胺 500mg

維生素 B 群中的一種。為了避免菸鹼酸導致血管擴張引起的熱潮紅副作用，而加工為菸鹼醯胺。
●建議服用方式：早午晚各 1 錠（1 日 3 錠）

以下網站可購入
▼
iHerb https://jp.iherb.com/

※藤川醫師推薦的營養補充品可由此購入
http://jp.iherb.com/me/5392347043143371124

基本的 ATP 增量劑（能量激增）套組

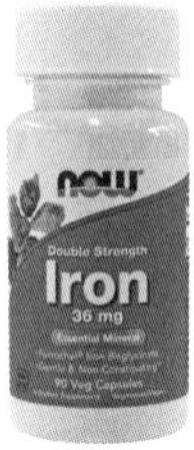

營養素名稱▶鐵

產　　品▶ NOW FOODS 鐵 36mg

容易服用、能提高吸收率的「螯合鐵」。針對重症的貧血患者，會雙重搭配處方藥的「富鐵」。與維生素 E 服用的時間要錯開。

●建議服用方式：晚上 2~3 錠（1 日 2~3 錠）

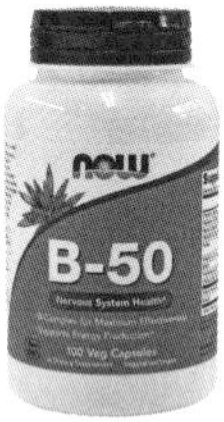

營養素名稱▶維生素 B

產　　品▶ NOW FOODS B-50

維生素 B_1、B_2、B_3（菸鹼醯胺）、B_6、B_{12} 的 50mg 組合。能幫助能量代謝。

●建議服用方式：早晚各 1 訂（1 日 2 錠）

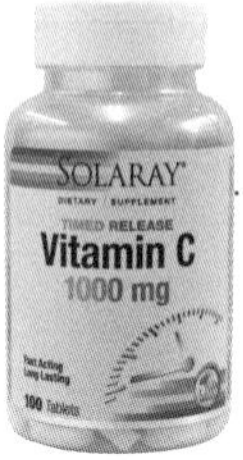

營養素名稱▶維生素 C

產　　品▶ SOLARAY Vitamin C 1000mg

能持續超過 24 小時效果的長效類型，為能量代謝時所需。與 B 一起配合攝取能提升代謝。。

●建議服用方式：早午晚各 1 錠（1 日 3 錠）

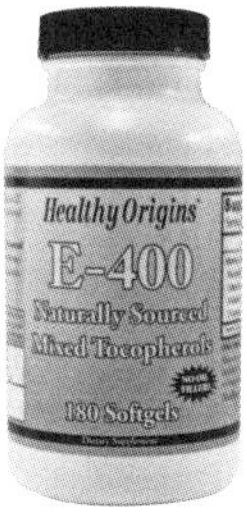

營養素名稱▶維生素 E

產　　品▶ Healthy Origin E-400

提升代謝效果很強的天然型維生素 E(d-α 生育醇)400IU 組合。能提高上述營養素的吸收效率。

●建議服用方式：早 1~2 錠（1 日 1~2 錠）

國家圖書館出版品預行編目(CIP)資料

不靠藥物也能治好憂鬱症 / 藤川德美著 ; 蘇珽詡譯. -- 初版. -- 新北市 : 大樹林, 2020.01
面； 公分. -- (名醫健康書 ; 43)
ISBN 978-986-6005-93-0(平裝)

1.憂鬱症 2.營養 3.食療

415.985 108020382

名醫健康書 43

不靠藥物也能治好憂鬱症

作　　者 / 藤川德美
翻　　譯 / 蘇珽詡
編　　輯 / 王偉婷
排版&設計 / April
校　　對 / 12 舟
出 版 者 / 大樹林出版社
營業地址 / 23357 新北市中和區中山路 2 段 530 號 6 樓之 1
通訊地址 / 23586 新北市中和區中正路 872 號 6 樓之 2
電話 / (02) 2222-7270　傳真 / (02) 2222-1270
E- mail / notime.chung@msa.hinet.net
Facebook / www.facebook.com/bigtreebook
發 行 人 / 彭文富
劃撥帳號 / 18746459　戶名／大樹林出版社
總 經 銷 / 知遠文化事業有限公司
地　　址 / 新北市深坑區北深路 3 段 155 巷 25 號 5 樓
電話 / 02-2664-8800　傳真 / 02-2664-8801
初　　版 / 2020 年 1 月

定價 / 350元 / 港幣117元　ISBN / 978-986-6005-93-0